TOUT SAVOIR
sur les
EXAMENS
MÉDICAUX

Nous tenons à remercier pour leur aide
les docteurs Alice Benoit, Pascal Hilliquin, Olivier Kourilsky,
Hervé Lardoux, Patricia Munoz-Lacoste, Rose N'Guyen, Odile Salmon
et Didier Salvan, ainsi que les nombreux patients
qui nous ont communiqué leurs impressions.

Coordination éditoriale : Anne Botella
Conception graphique : Corinne Liger
Réalisation : Bruno Hamaï

23, rue du Cherche-Midi, 75 006 Paris
Vous pouvez consulter notre catalogue général
et l'annonce de nos prochaines parutions sur notre site :
www.cherche-midi.com

Dr Denis LABAYLE & Chloé RADIGUET

TOUT SAVOIR sur les EXAMENS MÉDICAUX

le
cherche
midi

denis labayle
du même auteur

Romans

- *Rouge majeur*, Panama, 2008. Prix des lecteurs de Brive, 2009
- *Ton silence est un baiser*, Julliard, 2007
- *Tante Gina*, Julliard, 2006
- *Parfum d'ébène*, Julliard, 2004. Prix du Lions Club International Paris, 2005
- *Cruelles Retrouvailles*, Julliard, 2003. Prix Les Mots Doubs, 2002 ; prix Littré, 2003 ; mention spéciale du jury, prix du *Télégramme de Brest*, 2003

Nouvelles

- *Le Médecin qui rêvait d'être magicien*, Le Seuil, 1997. Prix du centenaire de l'hôpital de Brive, 2003

Essais et documents

- *Pitié pour les hommes*, essai, Stock, 2009
- *Tempête sur l'hôpital*, document, Le Seuil, collection « L'Épreuve des faits », 2002
- *La France de l'audace*, document, Le Seuil, 1999
- *La Vie devant nous, enquête sur les maisons de retraite*, document, Le Seuil, collection « L'Épreuve des faits », 1995
- *Mauvaise graine de mandarin*, essai, Le Centurion, 1988
- *Vivement le doute*, essai, Les Lettres libres, 1986

Ouvrages pratiques

- *Pathologie digestive et soins infirmiers*, en collaboration avec Aziz Karaa, Lamarre 2002, 2008
- *L'Infirmière en hépato-gastro*, Lamarre, 1992, 1998
- *Les Urgences, le livre de l'interne*, en collaboration avec le Dr Alain Tenaillon, Flammarion, 1988, 1993, 1996
- *Le Nouveau Guide des examens médicaux*, en collaboration avec Chloé Radiguet, Lamarre, 1993

chloé radiguet
du même auteur

- *Le Désert de Retz, paysage choisi*, en collaboration avec Julien Cendres, préface de François Mitterrand, Éditions de l'Éclat, 2009
- *Brassens à la lettre*, préface de Georges Moustaki, Denoël, 2006
- *Raymond Radiguet, un jeune homme sérieux dans les années folles*, en collaboration avec Julien Cendres, Fayard/Mille et une Nuits, 2003
- *Œuvre poétique de Raymond Radiguet*, édition établie en collaboration avec Julien Cendres, préface de Georges-Emmanuel Clancier, La Table ronde, collection « La Petite Vermillon », 2001
- *Œuvres complètes de Raymond Radiguet*, édition établie en collaboration avec Julien Cendres, Stock, 1993
- *L'Explorateur nu – Plaisir du jeu, découverte du monde*, en collaboration avec Jean Epstein, Éditions universitaires, 1982-2009

SOMMAIRE

Avant-propos 17
→ **Un pont entre patients et médecins**

1
Cerveau & systèmes nerveux périphériques 19
Moelle rachidienne et nerfs 20
1 Cerveau 21
→ **Électroencéphalogramme (EEG)** 21
→ **Doppler des vaisseaux du cou et des artères cérébrales** 23
→ **Scanner cérébral** 24
→ **Allergie à l'iode** 25
→ **Imagerie par résonance magnétique (IRM)** 26

2 Méninges 28
→ **Ponction lombaire** 28

3 Nerfs périphériques et muscles 31
→ **Électroneurographie (étude de la conduction nerveuse) et électromyographie** 31

2
Cœur et vaisseaux 33
1 Cœur 35
→ **Gazométrie (gaz du sang)** 35
→ **BNP (*Brain Natriuric Peptide*)** 36
→ **Troponine TNT** 37
→ **Électrocardiogramme** 38
→ **Électrocardiogramme d'effort** 40
→ **Holter ECG** 42
→ **Échographie cardiaque** 43
→ **Échographie trans-œsophagienne** 45
→ **Coronarographie** 46
→ **Scintigraphie cardiaque** 48
→ **Cathétérisme cardiaque droit ou gauche (angiographie et enregistrement du faisceau de Hiss)** 50

2 Vaisseaux 53
→ Dosage des D-dimères 53
→ Doppler veineux 53
→ Doppler artériel des membres 54

3
Poumons, bronches, plèvre et médiastin 57
1 Poumons et bronches 59
→ Gazométrie (gaz du sang) 59
→ Intradermo-réaction à la tuberculine 59
→ Épreuve fonctionnelle respiratoire 60
→ Fibroscopie bronchique 62
→ Scanner thoracique 66
→ Scintigraphie pulmonaire 68
→ PET Scan (tomographie par émission de positons) 70

2 Plèvre 72
→ Ponction pleurale 72
→ Ponction-biopsie pleurale 73
→ Pleuroscopie 75

3 Médiastin 77
→ Médiastinoscopie 77

4
Tube digestif 79
1 Œsophage, estomac et duodénum 81
→ Fibroscopie œso-gastro-duodénale 81
→ pH-métrie œsophagienne 83
→ Manométrie œsophagienne 84
→ Heli Kit 85

2 Intestin grêle 86
→ Anticorps antigliadines 86
→ Transit baryté de l'intestin grêle 87
→ Entéroscopie 89
→ Vidéo-capsule 90

3 Côlon 92
→ Recherche de sang dans les selles 92
→ Antigène carcino-embryonnaire (ACE) 93
→ Coloscopie 94
→ Coloscopie virtuelle 97
→ Lavement baryté standard 98
→ Lavement baryté en double contraste 100

4 Anus, rectum 101
→ Anuscopie, rectoscopie 101
→ Scotch test anal 103

5
Foie, voies biliaires et pancréas 105
→ Transaminases ASAT et ALAT 107
→ Phosphatases alcalines 108
→ Gamma GT (Gamma Glutamyl Transpeptidase) 109
→ Amylasémie 110
→ Bilirubinémie 110
→ Lipasémie 111
→ Marqueurs des virus B 112
→ Marqueurs du virus A 113
→ Marqueurs du virus C 114
→ Anti-mitochondries, anti-muscles lisses, anti-réticulum endoplasmique (anti-LKM1) 115
→ Alpha-fœto-protéines 116
→ Antigène CA 19-9 116
→ Électrophorèse des protéines plasmatiques 117
→ Stéatorrhée 118
→ Échographie abdominale 119
→ Fibroscan 121
→ Scanner abdominal 121

→ Écho-endoscopie 124
→ Imagerie par résonance magnétique (IRM) foie et voies biliaires 125
→ PET Scan-(tomographie par émission de positons) 127
→ Cholangiopancréatographie rétrograde endoscopique (CPRE) 128
→ Cholangiographie trans-hépatique (CTH) 130
→ Ponction d'ascite 132
→ Ponction-biopsie du foie (transpariétale ou percutanée) 134
→ Ponction-biopsie hépatique par voie veineuse (transjugulaire) 136

6

Reins et voies excrétrices urinaires 137
→ Ionogramme sanguin 139
→ Urée sanguine 140
→ Urée urinaire 141
→ Créatininémie 142
→ Protéinurie 143
→ PSA (antigène prostatique spécifique) 144
→ Uricémie 144
→ Uricurie 144
→ Échographie rénale 145
→ Scanner rénal 146
→ Ponction-biopsie rénale 148
→ Cystoscopie 150
→ Urographie intraveineuse 152
→ Urétrocystographie rétrograde 155
→ Urétéropyélographie rétrograde 157
→ Scintigraphie rénale 158

7

Appareil génital, obstétrique 161
→ Bêta HCG plasmatiques 163
→ Dosage des œstrogènes 163
→ Progestérone plasmatique 164
→ Marqueurs tumoraux – Antigène CA 125 165
→ Marqueurs tumoraux – Antigène CA 15-3 166
→ Spermogramme 167
→ Anticorps antispermatozoïdes 168

→ Frottis utérin 169
→ Échographie pelvienne 170
→ Scanner pelvien 172
→ Imagerie par résonance magnétique (IRM) 173
→ Hystérosalpingographie 175
→ Hystéroscopie 177
→ Biopsie de l'endomètre 179
→ Cœlioscopie 181
→ Amniocentèse 183
→ Amnioscopie 186
→ Mammographie 188
→ Galactographie 189

8
Glandes endocrines (hypophyse, thyroïde, surrénales) 191

→ Dosage de la T4 (thyroxine libre) et accessoirement de la T3 (tri-iodothyronine) 193
→ Anticorps antithyroïdiens 194
→ Dosage de la TSH et TSH US (thyréostimuline hypophysaire) 194
→ Anticorps anti-récepteurs de la TSH 195
→ Échographie thyroïdienne 196
→ Scintigraphie thyroïdienne 197
→ Cortisolémie 199
→ Prolactinémie 199
→ Glycémie 200
→ Hyperglycémie provoquée 201
→ Insulinémie 202
→ Peptide C 203
→ Hémoglobine glycosylée 203
→ Cholestérolémie 204
→ HDL *(High Density Lipoproteins)* et LDL *(Light Density Lipoproteins)* 205
→ Triglycéridémie 206

9
Sang, moelle osseuse et ganglions 207
1 Sang 209
→ Numération formule sanguine 209
→ Fer sérique et saturation de la sidérophiline 212
→ Groupes sanguins 213
→ Test de Coombs 214
→ Étude du volume sanguin 214
→ Test de Schilling 215

2 Examens de la coagulation 216
→ Temps de saignement 216
→ Taux de prothrombine 217
→ Temps de céphaline kaolin (TCK) 218
→ Fibrinogène sérique 219
→ Électrophorèse de l'hémoglobine 220

3 Moelle osseuse et ganglions 221
→ Biopsie médullaire et myélogramme 221
→ Ponction ganglionnaire 223

10
Os, articulations, maladies de système et inflammatoires 227
→ Calcémie 229
→ Phosphorémie 230
→ Uricémie 230
→ Uricurie 231
→ Vitesse de sédimentation 232
→ CRP (*C-Reactive Protein*) 233
→ Électrophorèse des protéines plasmatiques 234
→ Facteurs rhumatoïdes (test au latex, réaction de Waaler-Rose) 234
→ Anticorps anti-CCP (dirigés contre des peptides cycliques citrullinés) 235
→ Immuno-électrophorèse 235
→ Anticorps anti-DNA natif 236
→ Recherche des groupes tissulaires HLA 237
→ Arthrographie 238

→ Arthroscopie 240
→ Ostéodensitométrie 242
→ Scintigraphie osseuse 243
→ Capillaroscopie 244
→ Biopsie de l'artère temporale 246

11
Nez, gorge, oreilles 247
→ Laryngoscopie 249
→ Audiogramme tonal 250
→ Impédancemétrie 251
→ Potentiel évoqué auditif 252
→ Examen vestibulaire 253
→ Nasofibroscopie 254

12
Yeux 255
→ Étude du champ visuel 257
→ Fond d'œil et angiographie rétinienne 257
→ Électrorétinogramme 258
→ Potentiel évoqué visuel 259
→ Test de Schirmer 260

13
Infections virales, bactériennes, parasitaires 261
→ Antibiogramme 263
→ Numération formule sanguine 263
→ Hémoculture 263
→ Coproculture 264
→ Antistreptolysine O (ASLO) 265
→ Prélèvement de gorge 266
→ Examen cytobactériologique des urines (UCBU) 267
→ Prélèvement urétral 268
→ Prélèvement gynécologique 269
→ Goutte épaisse 270
→ HIV – Charge virale HIV 270
→ Examen parasitologique des selles (et des urines) 271

1 Sérodiagnostics 272

SÉROLOGIES VIRALES 272
→ Sérodiagnostic de la rubéole 272
→ Sérodiagnostic de rickettsiose 273
→ Sérodiagnostic du sida (HIV) 273
→ Sérodiagnostic de l'herpès 273
→ Sérodiagnostic hépatites A, B, C 273
→ Sérodiagnostic cytomégalovirus 273
→ Sérodiagnostic de la mononucléose (MNI-test – Réaction de Paul et Bunnell) 274

SÉROLOGIES BACTÉRIENNES 274
→ Sérologie de la syphilis 274
→ Sérodiagnostic des infections par chlamydiae 275
→ Sérodiagnostic de Widal (fièvre typhoïde) 275
→ Sérodiagnostic de Wright 275
→ Sérodiagnostic de yersiniose 275
→ Sérodiagnostic de légionellose 275

SÉROLOGIE PARASITAIRE 276
→ Sérodiagnostic de l'hydatidose 276
→ Sérodiagnostic de la bilharziose 276
→ Sérodiagnostic de toxoplasmose 276
→ Sérodiagnostic de l'amibiase 276
→ Sérologie du paludisme 276

Index des examens médicaux 279

→ Un pont entre patients et médecins

Se voir prescrire un examen médical est toujours une source d'angoisse, ne serait-ce que du fait de la recherche d'une éventuelle maladie. Et la méconnaissance des examens - les conditions de leur mise en œuvre, leur justification - renforce cette légitime inquiétude. Devant son ordonnance de prescription, le patient se pose nombre de questions : « Cet examen, qu'est-ce que c'est ? À quoi sert-il ? Est-il vraiment utile dans mon cas ? Est-il douloureux ?... »

Nous avons voulu, avec cet ouvrage, répondre à toutes ces préoccupations fondées et, en démystifiant une technologie médicale cachée derrière une terminologie incompréhensible, réduire l'angoisse.

Certes, mettre le savoir médical à la portée de tous relève d'une option philosophique... et d'une conception résolument optimiste de la relation entre soignant et soigné. Et cet ouvrage a non seulement l'ambition d'informer mais aussi celle d'améliorer le dialogue entre le médecin et le patient, en donnant à ce dernier les éléments indispensables pour poser des questions précises.

Précision, rigueur et clarté ont d'ailleurs été notre souci constant au cours de l'élaboration de cet ouvrage.

Tout d'abord, pour plus de commodité, nous avons regroupé les examens par pathologie d'organe : cerveau, cœur, poumons, tube digestif, etc. Au début de chaque partie, un texte d'introduction rappelle les notions anatomiques essentielles et définit l'intérêt des examens les uns par rapport aux autres.

Nous avons présenté chaque exploration sous forme de fiche, indiquant les caractéristiques techniques de l'examen, les renseignements qu'il apporte, ses indications et contre-indications, (sauf en cas de prélèvements de sang, d'urine, de gorge ou de selles où il n'y a jamais de contre-indications), ainsi que son déroulement pratique. Chaque fois, nous en avons évalué le caractère douloureux, bien conscients cependant des variations importantes existant dans ce domaine, liées tant au médecin praticien qu'à la subjectivité, à la psychologie du patient.

Un index, enfin, facilite la recherche du lecteur. Et toute personne désireuse de s'informer, même si elle n'a pas - ou peu - de connaissances médicales, le peut avec cet ouvrage, pour lequel des médecins spécialistes nous ont apporté leur aide, et des patients, leur témoignage.

Un dernier point : la liste des examens présentés, déjà longue, n'est pas exhaustive et ne pourrait pas l'être. En effet, certaines explorations restent du domaine de laboratoires hautement spécialisés, d'autres perdent aujourd'hui de leur intérêt du fait de l'apparition de nouvelles techniques, d'où la nécessité d'une mise à jour régulière.

Si cet ouvrage, par les informations qu'il donne, contribue à rassurer, et à construire un nouveau pont entre patients et médecins, alors nous aurons atteint notre objectif.

1

Cerveau & systèmes nerveux périphériques

1 Cerveau p. 21

2 Méninges p. 28

3 Nerfs périphériques et muscles p. 31

MOELLE RACHIDIENNE ET NERFS

Le système nerveux comporte le cerveau, la moelle épinière, les nerfs périphériques et le système neurovégétatif.

Les maladies peuvent provenir :

- d'anomalies des vaisseaux : artère mal formée, pouvant se rompre (anévrisme), communication entre veine et artère (fistule artéroveineuse), obstruction due à un caillot ou à un épaississement de la paroi ;
- du développement d'une tumeur, qu'elle soit bénigne ou maligne, responsable de destruction et de compression du tissu nerveux ;
- de la dégénérescence des fibres nerveuses (causes souvent inconnues) ;
- d'une infection : du cerveau (encéphalite, abcès), de la moelle (myélite) ou des enveloppes (méningite).

Les nouvelles techniques, moins agressives et plus précises comme le scanner et l'imagerie par résonance magnétique (IRM), ont bouleversé les moyens d'exploration du cerveau et de la moelle épinière, faisant disparaître bien d'autres examens.

L'électroencéphalogramme garde des indications précises, mais beaucoup moins nombreuses qu'auparavant. La ponction lombaire, un geste simple encore couramment pratiqué, reste irremplaçable pour établir un diagnostic de méningite. Le doppler des artères cérébrales, souvent effectué au cours des accidents vasculaires cérébraux, permet de dépister un rétrécissement vasculaire éventuellement opérable.

Excepté l'artériographie et la myélo-radiculographie, les explorations les plus courantes du système nerveux ne sont plus traumatisantes, et sont presque indolores.

1 CERVEAU

→ Électroencéphalogramme (EEG)

Qu'est-ce que c'est ?

L'électroencéphalogramme (EEG) consiste à enregistrer l'activité électrique spontanée du cerveau. Des électrodes placées sur le cuir chevelu captent les impulsions électriques produites par le cerveau, lesquelles sont enregistrées par un tracé s'imprimant sur une bande de papier mobile.

L'interprétation de l'enregistrement dépend de plusieurs facteurs :
- l'emplacement des électrodes ;
- l'âge du patient ;
- son état de vigilance ;
- les stimulateurs éventuels, en particulier lumineux.

À quoi ça sert ?

L'électroencéphalogramme enregistre toute anomalie dans les ondes, qu'elle provienne de troubles métaboliques ou de la vigilance, de crises d'épilepsie ou de lésions localisées au cerveau.

Indications de prescription

Cet examen, qui eut son heure de gloire, a perdu une grande partie de son intérêt depuis l'apparition du scanner et de l'imagerie par résonance magnétique (IRM). Il reste intéressant pour :
- dépister certaines épilepsies, surtout chez l'enfant ;
- confirmer le diagnostic de certaines perturbations métaboliques ;
- découvrir l'origine de troubles psychologiques d'apparition récente.

En revanche, pour tout ce qui concerne la pathologie vasculaire et tumorale, le scanner et l'IRM l'emportent, car l'absence d'anomalie à l'EEG n'exclut pas la possibilité d'une maladie.

Contre-indications

Il n'en existe aucune.

Comment se passe l'examen ?

L'EEG peut s'effectuer en consultation externe à l'hôpital. Il se pratique habituellement dans une salle affectée à cette exploration, mais un lit suffit. Un médecin ou une infirmière spécialisés le réalisent. L'interprétation reste, bien sûr, du ressort du médecin.

La veille au soir, le patient ne doit pas se graisser les cheveux, ni mettre de la laque, ni faire un shampooing. Il ne faut pas être à jeun, car cela peut provoquer une chute de glucose dans le sang, ce qui entraîne des anomalies pendant l'EEG. Mais le patient ne doit absorber aucune boisson excitante (café, thé, Coca, etc.), ni prendre aucun sédatif - sauf si le médecin en prescrit un, afin d'étudier un enregistrement cérébral du sommeil.

Le patient est sur le dos. Le médecin dépose sur son cuir chevelu, en des points précis, une petite quantité d'une pâte spéciale destinée à favoriser le contact avec les électrodes, puis place ensuite celles-ci de façon symétrique. Le patient doit rester immobile pendant tout l'examen, les yeux clos. Toutes les 5 minutes environ, le technicien stoppe l'enregistrement afin que le patient puisse bouger.

Une EEG dure entre 30 et 45 minutes. L'examen est tout à fait indolore, hormis la sensation de porter un casque serré.

Remarque : l'EEG ne s'accompagne d'aucune décharge électrique, contrairement à ce que certaines personnes s'imaginent à tort, car il consiste seulement à enregistrer des ondes électriques produites par le cerveau.

Après l'examen

Le technicien débarrasse le patient de la pâte ; un shampooing s'impose ensuite pour l'éliminer totalement.

La reprise de l'activité peut être immédiate, sauf en cas d'absorption de sédatifs pour un EEG en période de sommeil : attention, dans ce cas, à leur effet retard.

Les résultats de l'examen sont disponibles, après l'interprétation du tracé par un spécialiste, 1 ou 2 jours plus tard.

→ Doppler des vaisseaux du cou et des artères cérébrales

Qu'est-ce que c'est ?

Il s'agit d'une investigation au moyen d'ultrasons, émis par une sonde et dirigés vers l'artère à examiner. La réflexion de ces ultrasons à la surface des globules rouges provoque un changement de fréquence, en fonction de la vitesse des particules en mouvement, que la sonde enregistre. La vitesse du flux sanguin se matérialise en un sifflement, amplifié par un haut-parleur, et en une courbe, qui atteint son point culminant au cours de la pulsion dans l'artère. Un changement de tonalité du son ainsi qu'une courbe aplatie signalent un rétrécissement de l'artère.

À quoi ça sert ?

Ce doppler sert à dépister tout rétrécissement affectant les artères allant au cerveau (carotide et cérébrales) et leurs principales branches, dont l'artère ophtalmique (des yeux).

Indications de prescription

Le médecin prescrit cet examen en cas de manifestations cliniques suggérant une chute transitoire du débit sanguin dans une zone du cerveau : malaise, trouble passager de la vue, paralysie fugace ou définitive d'un membre, de la face ou d'une moitié du corps.

Contre-indications

Il n'en existe aucune.

Comment se passe l'examen ?

Il s'effectue en consultation externe et n'exige aucune préparation particulière.

Le patient s'allonge sur le dos. Le médecin spécialiste promène la sonde enregistreuse sur le trajet des vaisseaux du cou, après avoir déposé sur la peau une gelée conductrice pour favoriser le contact.

L'examen dure de 20 à 30 minutes ; il est tout à fait indolore.

Après l'examen

Le patient peut reprendre immédiatement ses activités habituelles. Les résultats sont disponibles juste après l'examen.

→ Scanner cérébral

Qu'est-ce que c'est ?

Le scanner, appareil très sophistiqué, utilise les rayons X. Un détecteur électronique (remplaçant le film photographique des appareils de radiographie) transforme les rayons X en un signal électrique.

Le scanner émet un fin faisceau de rayons X, tout autour du patient ; le détecteur électronique chiffre instantanément, avec une extrême précision, l'absorption des rayons X par les tissus. En fin de rotation de l'appareil, tous les chiffres enregistrés sont stockés dans une mémoire. À partir de ces données, un calculateur reconstitue l'image en précisant la densité de chaque tissu, et cette image apparaît sur un écran de télévision.

À quoi ça sert ?

Cet examen donne l'image des coupes transversales du crâne et du cerveau, séparées les unes des autres de quelques millimètres à 1 centimètre, coupes sur lesquelles apparaissent toutes les structures anatomiques. Les tissus opaques aux rayons X (os) apparaissent en blanc, et les tissus laissant passer les rayons X, en sombre.

Sur une même coupe, l'on peut distinguer l'os et le cerveau (substances blanche et grise), et en préciser la densité. L'utilisation du produit de contraste facilite la visualisation de certaines structures.

Indications de prescription

Le scanner constitue aujourd'hui un examen de base pour l'exploration du cerveau. Il se justifie en cas de manifestation neurologique évocatrice d'une atteinte cérébrale :

- apparition d'une hémiplégie ;
- maux de tête associés à des vomissements ;
- traumatisme crânien.

Cet examen permet aussi de détecter une lésion de la moelle épinière.

Contre-indications

Allergie à l'iode

Ce phénomène se produit assez fréquemment, même si la preuve d'une allergie vraie n'est pas toujours évidente.

Néanmoins, au moindre doute le praticien doit respecter certaines précautions pour réaliser des explorations radiologiques utilisant des produits iodés.

Les protocoles thérapeutiques varient d'une équipe à l'autre.

Certains radiologues prescrivent :
- la veille de l'examen, un comprimé d'Atarax® 100, un comprimé de Tagamet® à la dose de 10 mg/kilo en deux ou trois prises, un comprimé de Polaramine® le matin et le soir ;
- juste avant l'examen : une injection intraveineuse de Soludécadron® seule ou associée à une ampoule d'Hémocaprol®.

D'autres radiologues effectuent une ou plusieurs injections de Soludécadron®.

De toute manière, le médecin précise au patient le protocole thérapeutique à respecter.

Le scanner exige une certaine coopération du patient. Les personnes agitées, nerveuses ou anxieuses peuvent prendre un tranquillisant avant l'examen, pour l'aborder de façon plus détendue.

Comment se passe l'examen ?

Il se déroule en milieu hospitalier, ou en clinique, en consultation externe, en présence d'un médecin radiologue et d'un technicien.

Le patient doit être à jeun. S'il vient en consultation externe, il doit le plus souvent apporter les produits demandés par le radiologue, et destinés à l'opacification des vaisseaux. De plus, avant le scanner, il doit se débarrasser de tout objet pouvant gêner la visualisation des organes : pinces à cheveux, postiches, etc.

Dans la très grande majorité des cas, le radiologue a recours à un produit de contraste afin d'opacifier les vaisseaux. Une infirmière place alors une aiguille dans une veine du bras pour l'injection de ce produit.

Le patient repose sur le dos, tête posée sur un bloc de mousse et fixée par des sangles pour lui assurer une immobilité parfaite, indispensable à l'examen. Le radiologue met le scanner en position ; le cylindre entoure la tête du patient. Au moment de la prise des clichés, le radiologue demande au patient de ne pas parler et de retenir sa respiration. La plupart du temps, il effectue une première série de clichés, puis injecte au patient par perfusion un produit de contraste avant de reprendre l'exploration. Cette injection (le radiologue prévient le patient avant de l'effectuer) provoque parfois une désagréable sensation de chaleur dans le bras perfusé, ainsi qu'une bouffée de chaleur générale. Cette sensation, heureusement très brève (quelques secondes), n'a rien d'inquiétant.

Le scanner, tout à fait indolore, paraît quand même désagréable, essentiellement à cause de l'immobilisation prolongée pendant tout l'examen (de 15 à 20 minutes), de l'inconfort de la position (patient allongé sur un plan dur et étroit) et, surtout, de cette sensation de chaleur intense, fugace mais pénible.

Les personnes souffrant de claustrophobie supportent parfois assez mal cet examen ; un tranquillisant, pris 4 heures auparavant, aide cependant à le tolérer.

Après l'examen

Le patient peut reprendre ses activités habituelles, boire et manger.

En cas d'injection intraveineuse de produit de contraste, il faut boire de l'eau en grande quantité, car l'élimination se fait par les reins.

Les résultats sont disponibles le lendemain.

→ Imagerie par résonance magnétique (IRM)

Qu'est-ce que c'est ?

Contrairement à ce que son nom suggère, cette technique n'utilise pas la radioactivité mais un champ magnétique.

Le corps du patient est placé dans un champ magnétique, qui oriente les protons. Un mouvement de rotation anime les protons des noyaux atomiques. Sous une impulsion donnée de radiofréquence, les protons prennent une nouvelle orientation pour un temps très court. En reprenant place dans le champ magnétique, ils émettent à leur tour un signal de radiofréquence. Enregistrés puis décodés par un ordinateur, ces signaux donnent une image.

À quoi ça sert ?

La résonance magnétique nucléaire donne des images du corps par tranches, avec des informations physiques et chimiques sur les différents tissus qui le constituent. Aussi nettes que celles du scanner, ces images précisent encore mieux la densité des tissus.

Indications de prescription

C'est dans l'exploration du système nerveux (cerveau et moelle) que l'IRM fournit actuellement le plus grand nombre de renseignements et les plus intéressants.

Les indications sont les mêmes que celles du scanner.

Contre-indications

Cet examen est contre-indiqué ;

- pour les porteurs de stimulateurs cardiaques *(pacemaker)* ; de certains clips chirurgicaux et de prothèses ;
- pour toute personne souffrant de claustrophobie ; la prise d'un tranquillisant 1 heure avant l'examen aide cependant à le supporter.

Comment se passe l'examen ?

L'IRM s'effectue en milieu hospitalier, en consultation externe, dans une salle close ; elle n'exige aucune préparation particulière.

Le patient est allongé, le corps immobilisé puis introduit dans un cylindre plus long que celui du scanner. Il ne doit pas bouger du tout pendant la prise des clichés, qui s'effectue beaucoup plus lentement qu'avec un scanner : l'examen dure 30 à 45 minutes environ.

Indolore, l'IRM est légèrement désagréable, à cause de l'immobilité forcée et prolongée, du bruit de la machine et, surtout, des accès de claustrophobie qu'elle peut déclencher. Si vous en souffrez, ou si vous l'appréhendez, n'hésitez pas à le signaler et à demander un tranquillisant avant l'examen.

Après l'examen

Le patient peut reprendre immédiatement ses activités habituelles.

Les résultats sont disponibles 24 ou 48 heures plus tard.

2 MÉNINGES

→ Ponction lombaire

Qu'est-ce que c'est ?

Cet examen consiste à prélever, à l'aide d'une aiguille introduite entre les vertèbres, dans un espace vide de moelle (situé en bas du rachis), une faible quantité de liquide céphalo-rachidien, afin de l'analyser. Ce liquide entoure le cerveau et la moelle. À l'état normal, il est stérile et clair (couleur dite « eau de roche »), contient des protéines en très petite quantité (moins de 0,45 g/litre), du sucre (de 0,50 à 0,70 g de glucose) et quelques cellules.

À quoi ça sert ?

L'analyse du liquide céphalo-rachidien révèle d'éventuelles modifications dues à des anomalies des :
- structures nerveuses baignant dans le liquide ;
- méninges (enveloppes de ces structures nerveuses), en particulier dues à une infection (bactéries, virus) et à un saignement.

Indications de prescription

La ponction lombaire reste l'examen essentiel pour diagnostiquer les méningites, et différencier celles d'origine virale ou bactérienne ; elle permet donc de prescrire immédiatement le traitement approprié.

Elle est très couramment utilisée, surtout pour les enfants.

La ponction lombaire donne d'importants renseignements sur diverses affections : encéphalites, maladies dégénératives, même lorsque les manifestations cliniques ne sont pas typiques d'une maladie ou d'une autre.

En ce qui concerne les hémorragies méningées, la ponction lombaire présente un intérêt beaucoup plus limité depuis la mise en œuvre systématique du scanner qui, dans la majorité des cas, permet ce diagnostic.

Contre-indications

Cet examen est contre-indiqué en cas :
- d'hypertension intracrânienne, c'est-à-dire lorsque le liquide céphalo-rachidien se trouve sous pression à cause d'une augmentation du volume du cerveau, laquelle peut provenir d'un hématome, d'un abcès ou d'une tumeur (au moindre doute, le médecin doit effectuer un examen de fond d'œil) ;

- d'infection des vertèbres lombaires ou de tumeur osseuse (cas rare), c'est-à-dire si l'aiguille doit traverser une zone malade.

La ponction lombaire peut présenter, exceptionnellement, des difficultés de réalisation :
- si le rachis est atteint de lésions d'arthrose ;
- si le patient est trop agité, car cet examen exige de lui une certaine coopération.

Comment se passe l'examen ?

Il s'effectue au cours d'une hospitalisation, en présence d'un médecin (qui, si nécessaire, pratique au préalable un fond d'œil) et d'une infirmière ; il n'implique aucune préparation.

Le patient, dos dénudé, peut choisir l'une de ces deux positions : allongé sur le côté, genoux ramenés contre la poitrine, en position fœtale ; assis au bord du lit, penché en avant, « enroulé » sur un oreiller. Plus le patient adopte une position fléchie, plus les vertèbres s'écartent, facilitant ainsi l'examen.

Après avoir repéré l'espace intervertébral à la hauteur des dernières vertèbres lombaires, le médecin désinfecte cette zone puis, le plus souvent, pratique une petite anesthésie locale afin d'insensibiliser la peau et les tissus graisseux sous-cutanés. À l'aide d'une aiguille très fine, il pique la peau entre deux vertèbres et atteint le canal rachidien ; il prélève alors un peu de liquide céphalo-rachidien, qu'il dispose dans trois tubes destinés à différentes explorations : étude des composants chimiques, analyse des cellules, recherche de germes. Il retire l'aiguille, comprime la zone piquée avec une compresse après avoir ôté l'alcool iodé (jaune) qui peut brûler la peau ; l'infirmière place ensuite un petit pansement au point de ponction.

L'examen dure 10 minutes environ.

Si, au cours d'une ponction lombaire, le patient ressent une douleur dans la jambe, il doit en informer immédiatement le médecin, car cela peut signaler une piqûre des nerfs des membres inférieurs.

La ponction lombaire, grâce à l'anesthésie locale et surtout lorsqu'elle est pratiquée par un médecin expérimenté, se révèle peu douloureuse, malgré sa mauvaise réputation. Le patient doit garder une position très fléchie pour faciliter la ponction, qui reste un examen un peu pénible.

Après l'examen

Le patient doit rester couché sur le ventre, un oreiller placé dessous, pendant 6 à 12 heures, et se lever lentement. Il faut boire de l'eau en grande quantité. En cas de maux de tête, il faut demander un antalgique. Il arrive, mais cela reste l'exception, que surviennent, 48 heures après la ponction lombaire, des maux de tête accompagnés de nausées, et ces symptômes peuvent alors persister plusieurs jours. Dans ce cas, il faut se mettre au repos et prendre des antalgiques.

Les résultats des analyses sont disponibles dans les 24 heures.

3 NERFS PÉRIPHÉRIQUES ET MUSCLES

→ Électroneurographie (étude de la conduction nerveuse) et électromyographie

Qu'est-ce que c'est ?

Ces deux examens, la plupart du temps pratiqués simultanément, comportent plusieurs études concernant les nerfs et les muscles, qu'il est difficile de dissocier. En effet, la fibre nerveuse pénètre dans le muscle jusqu'aux fibres musculaires. L'influx venu des centres nerveux chemine par le nerf et provoque la contraction musculaire : entre ces fibres, nerveuses et musculaires, se trouve une zone de transition où l'influx nerveux stimule la sécrétion d'une substance induisant la contraction musculaire.

L'électroneurographie (ou ENG de stimulation) consiste à enregistrer la vitesse de conduction de l'influx nerveux dans un nerf, après avoir provoqué en amont une stimulation afin d'enregistrer en aval la contraction qui s'ensuit. Cet enregistrement s'effectue par l'intermédiaire d'une électrode externe. Des courbes apparaissent sur l'écran et permettent le calcul de la conduction nerveuse.

L'électromyographie consiste à étudier l'activité musculaire, au moyen d'une aiguille placée dans le muscle et reliée à un appareil enregistreur. L'activité du muscle lors de la contraction se matérialise en une courbe sur un écran. Plus les fibres musculaires se contractent, plus le nombre d'ondes augmente sur l'écran.

À quoi ça sert ?

Ce double examen permet de préciser l'origine, le siège d'un trouble moteur : anomalie de la fibre nerveuse, maladie du muscle, insuffisance de la plaque intermédiaire dans la transmission de l'influx.

Indications de prescription

Le médecin prescrit cet examen si un patient souffre d'une « fatigue anormale » d'un groupe musculaire, que cette sensation soit apparue spontanément ou après un traumatisme. Cela se produit en fait assez rarement, mais cet examen se justifie chaque fois que la diminution de la force motrice semble provoquée non par une atteinte du cerveau ou de la moelle mais par une atteinte des fibres nerveuses périphériques, du muscle ou de la plaque motrice intermédiaire (myasthénie).

Contre-indications

Il n'en existe aucune, mais cet examen requiert la coopération du patient.

Comment se passe l'examen ?

Il s'effectue en cours d'hospitalisation ou en consultation externe, le plus souvent dans une pièce spécialisée (laboratoire d'électromyographie), parfois sur le lit du patient, en présence d'un médecin spécialiste.

Cet examen n'exige pas de préparation particulière ni de jeûne préalable.

Le médecin commence par placer une aiguille très fine (dont l'introduction ne provoque aucune douleur) dans le groupe musculaire qu'il souhaite étudier. L'électromyographie se déroule en trois temps : enregistrement des ondes sur le muscle au repos, puis après une contraction progressive, enfin lors d'une contraction continue.

Pour l'électroneurographie, après avoir enduit l'épiderme du patient d'une pâte destinée à favoriser le contact, le médecin pose sur la peau, en regard du muscle, une électrode reliée à un appareil enregistreur. L'électroneurographie consiste à stimuler ensuite un nerf, au moyen d'un appareil envoyant de petits stimili électriques (de très faible intensité), et à enregistrer le temps de la transmission nerveuse. Pour évaluer les capacités de la plaque motrice à transmettre l'influx, le spécialiste doit multiplier les chocs électriques stimulant le nerf, afin d'enregistrer l'effet de ces stimulations sur les fibres musculaires correspondantes.

Le patient ressent la stimulation nerveuse comme une décharge électrique de très faible intensité, sensation désagréable. La multiplication des chocs électriques, nécessaire à l'étude de la transmission neuromusculaire, rend l'examen plus pénible.

L'ensemble dure 30 minutes environ. À la fin de l'examen, le spécialiste débarrasse le patient de l'électrode et de la gelée conductrice.

Après l'examen

Le patient peut reprendre immédiatement ses activités habituelles. Les résultats sont disponibles 24 heures plus tard.

2

Cœur et vaisseaux

1 Cœur p. 35

2 Vaisseaux p. 53

Le cœur est formé de deux cavités, droite et gauche, chacune séparée par des valves constituées de deux autres cavités, les oreillettes et les ventricules.

Les mouvements qui animent ce muscle naissent dans les oreillettes et se propagent dans les ventricules. Le faisceau de fibres qui transmet l'induction nerveuse porte le nom de faisceau de Hiss. Le sang qui nourrit le muscle cardiaque vient par les artères coronaires. Autour du cœur se trouve une enveloppe, le péricarde.

Les maladies peuvent provenir, principalement :
- d'une mauvaise irrigation du cœur (angine de poitrine, infarctus) ;
- d'une faiblesse du muscle cardiaque (insuffisance cardiaque) ;
- d'une déficience des valves (rétrécissement ou insuffisance valvulaire) ;
- de troubles de la conduction ;
- d'anomalies de la contraction ;
- d'une inflammation du péricarde (péricardite).

Dans la grande majorité des cas, l'exploration cardiologique commence par un « interrogatoire », un examen clinique, une radiographie du thorax et un électrocardiogramme. Ce dernier, l'examen de base, peut renseigner sur la souffrance du muscle, sur les anomalies de ses contractions et sur l'inflammation de son enveloppe. En cas d'électrocardiogramme normal ou subnormal, le médecin a recours à un enregistrement continu sur 24 heures, le holter. Parfois, seul un électrocardiogramme d'effort peut mettre en évidence les anomalies.

L'échographie cardiaque occupe une place essentielle dans les examens cardiologiques en raison des multiples renseignements qu'elle fournit sur l'état des valves, sur l'épaisseur du muscle et sa capacité à se contracter, et sur l'état du péricarde.

Le dosage des enzymes cardiaques présente un intérêt en cas d'accident aigu, un infarctus par exemple.

Les autres techniques, plus sophistiquées, ont un objectif plus spécifique : la coronarographie recherche une sténose sur les artères nourricières ; le cathétérisme étudie les pressions et les volumes, et permet d'enregistrer la conduction entre oreillette et ventricule (grâce à l'enregistrement du faisceau de Hiss) ; la scintigraphie donne une image du muscle cardiaque et des volumes éjectés.

L'exploration des vaisseaux commence généralement par la méthode la moins agressive : le doppler. L'angiographie numérisée obtenue avec le scanner constitue un vrai progrès, car elle est plus simple que l'artériographie et fournit une image de grande qualité.

1 CŒUR

→ Gazométrie (gaz du sang)

Qu'est-ce que c'est ?

Cet examen consiste à mesurer, dans le sang artériel, la pression en oxygène et celle en gaz carbonique, la saturation en oxygène de l'hémoglobine, le taux de bicarbonate et celui du pH sanguin (taux d'acidité du sang).

À quoi ça sert ?

Cet examen est essentiel au cours de :
- tout trouble métabolique grave : acidocétose diabète, insuffisance rénale...
- troubles respiratoires : insuffisance respiratoire, asthme, embolie pulmonaire...
- troubles cardiaques : insuffisance, par exemple.

Indications de prescription

Cet examen, essentiellement prescrit aux personnes souffrant d'insuffisance respiratoire ou cardiaque, est indiqué en cas d'essoufflement d'apparition récente, pour dépister dans le sang un manque en oxygène ou une augmentation de la quantité de gaz carbonique.

Contre-indications

Il n'y en a aucune.

Comment se passe l'examen ?

Il ne nécessite pas de préparation et s'effectue la plupart du temps à l'hôpital. Avec une aiguille fine, le médecin ou l'infirmière pique l'artère humorale (à l'avant-bras) ou fémorale (au pli de l'aine), pour effectuer un prélèvement sanguin.

Après l'examen

Pour éviter la formation d'un hématome, il faut comprimer la zone piquée.

Rappelons les chiffres normaux :
- pression en oxygène PAO_2 : 90 millimètres de mercure environ ;
- pression en gaz carbonique : de 35 à 40 millimètres de mercure ;
- saturation en oxygène de l'hémoglobine : plus de 95 % ;
- pH sanguin : 7,47 ;
- taux de bicarbonate : 25 millimoles (mmol)/litre.

Cet examen s'effectue de façon répétée, sans et sous oxygène.

→ BNP (*Brain Natriuric Peptide*)

Qu'est-ce que c'est ?

Cette protéine est fabriquée par les ventricules du cœur en cas de difficulté de remplissage du cœur.

À quoi ça sert ?

Cet examen permet de détecter l'apparition d'une insuffisance de la fonction cardiaque lors de l'apparition brutale d'un essoufflement.

Contre-indications

Il n'y en a aucune.

Comment se passe l'examen ?

Il s'effectue à l'aide d'un kit de prélèvement qui facilite la ponction et l'analyse.

Après l'examen

Les résultats sont disponibles en quelques heures.
- Si le taux de BNP est supérieur à 400 µg/millilitre, le risque qu'il existe une insuffisance cardiaque est très élevé.
- Si le taux se situe entre 100 et 400 µg/millilitre, il faut revoir le diagnostic à la lumière d'autres éléments.
- Si le taux est inférieur à 100 µg/millilitre, le diagnostic est écarté.

→ Troponine TNT

Qu'est-ce que c'est ?

Cette molécule est une des composantes du muscle strié. Lors de la nécrose du muscle, elle est libérée dans la circulation sanguine. On distingue des sous-unités de la troponine, dont certaines (TNTc) sont exclusivement cardiaques.

À quoi ça sert ?

Le dosage de cette protéine sert au diagnostic en urgence de l'infarctus du myocarde. Le taux de troponine TNT s'élève vers la troisième heure. Il reste détectable 10 à 15 jours après. Ce dosage permet donc un diagnostic précoce de l'infarctus du myocarde.

Comment se passe l'examen ?

Il s'agit d'un prélèvement sanguin, envoyé au laboratoire pour un dosage en urgence.

Après l'examen

Les résultats sont disponibles en 15 minutes. En cas de doute, il faut refaire l'examen 4 heures plus tard.

À l'état normal, les taux de TNIc sont inférieurs à 0,50 ng/millilitre, et ceux de TNTc inférieurs à 0,10 ng/millilitre.

→ Électrocardiogramme

Qu'est-ce que c'est ?

Cet examen consiste à enregistrer les impulsions électriques produites en permanence par le cœur, et qui atteignent la surface du corps. Il s'effectue au moyen d'un électrocardiographe, appareil composé d'un enregistreur relié par des fils à des électrodes ; l'enregistrement s'imprime sur un rouleau de papier millimétré qui se déroule à vitesse constante. Le tracé obtenu est la traduction graphique de l'activité cardiaque.

À quoi ça sert ?

D'une part, l'électrocardiogramme (ECG) permet d'analyser le rythme cardiaque ; d'autre part, il renseigne sur l'état du muscle cardiaque, notamment sur toutes les modifications liées à l'insuffisance d'apport d'oxygène, responsables de lésions dont on peut alors définir le territoire.

Pour étudier les impulsions dans un plan frontal, les électrodes sont placées sur les quatre membres pour une étude transversale, et sur la poitrine, à l'horizontale. Les différentes combinaisons d'enregistrement avec des électrodes posées sur les membres (bras droit et gauche, bras droit-jambe gauche, etc.) et sur la poitrine donnent des tracés reflétant l'activation électrique cardiaque selon différents axes (activation électrique à l'origine de la contraction du muscle cardiaque). Un tracé normal matérialise les ondes correspondant à la contraction de l'oreillette et du ventricule.

Indications de prescription

Utilisé depuis de nombreuses années, l'ECG reste l'examen de base en cardiologie car il fournit une grande quantité de renseignements. Sa prescription se justifie en cas :

- d'anomalie du rythme cardiaque, qu'elle soit ressentie par le patient (palpitations) ou constatée par le médecin ;
- de toute douleur dans la poitrine dépourvue de cause évidente (notamment traumatique) ;
- de malaise sans explication ;
- de diverses affections cardiaques ou pulmonaires.

Contre-indications

Il n'en existe aucune.

Comment se passe l'examen ?

L'ECG s'effectue en consultation et n'exige aucune préparation particulière.

Le patient repose sur un lit. Un médecin, ou une infirmière, place les électrodes sur la peau, après avoir déposé entre les deux un peu de pâte spéciale destinée à favoriser le contact. Des caoutchoucs maintiennent les électrodes sur les membres ; des ventouses les retiennent sur la poitrine.

Le patient doit rester détendu : cet examen, tout à fait indolore, dure de 5 à 10 minutes. Si le médecin le demande, le patient doit bloquer sa respiration lors des enregistrements afin d'éviter tout parasite.

En fin d'examen, le patient est débarrassé de la pâte.

Après l'examen

Les résultats sont disponibles immédiatement.

→ Électrocardiogramme d'effort

Qu'est-ce que c'est ?

Il s'agit d'un électrocardiogramme effectué pendant un effort, car ce dernier accélère le rythme cardiaque.

À quoi ça sert ?

L'ECG d'effort peut révéler des anomalies non mises en évidence par un électrocardiogramme standard, sur un malade au repos.

Au moment de l'effort, pour répondre correctement à cette augmentation d'activité, le muscle cardiaque doit être convenablement irrigué, donc les artères coronaires - qui amènent le sang au cœur - non sténosées. Une perturbation de cette adaptation du débit cardiaque à l'effort entraîne une manifestation clinique et/ou une anomalie électrocardiographique.

Indications de prescription

L'ECG d'effort permet :

- d'établir un diagnostic d'insuffisance de la vascularisation coronaire chez un patient ressentant dans la poitrine des douleurs sans cause évidente (l'apparition d'une douleur caractéristique au cours de l'effort en indique l'origine coronarienne) ;
- de définir avec précision les limites de l'effort qu'un patient atteint d'une affection cardiaque peut supporter sans risque ;
- de dépister tout trouble du rythme cardiaque, de déterminer le traitement antiarythmique le plus approprié et d'en évaluer l'efficacité ;
- de rechercher une hypertension artérielle.

Contre-indications

Un infarctus du myocarde récent, une angine de poitrine accompagnée de manifestations cliniques fréquentes constituent des contre-indications.

Comment se passe l'examen ?

Il se déroule à l'hôpital, dans une salle spécialisée, en présence d'un médecin et d'une infirmière, après consentement informé donné par le patient.

Avant l'épreuve, le patient peut prendre un repas léger mais non absorber de boisson excitante (thé, café, etc.) ni dépressive (alcool...) ou fumer. S'il est sous traitement, le médecin peut lui demander d'arrêter la prise de certains médicaments. L'examen commence par un électrocardiogramme simple. Pédaler sur une bicyclette (ergométrique, permettant un dosage progressif de l'effort) est le moyen le plus souvent utilisé pour l'effort à accomplir ; durant l'épreuve, l'enregistrement se poursuit sur un écran. Le médecin, ou l'infirmière, assure la surveillance clinique, avec prises régulières de tension et enregistrement du tracé électrocardiographique. Si ce dernier révèle des anomalies ou des troubles du rythme cardiaque, ou si l'effort provoque une douleur ou une élévation anormale de la tension artérielle, le médecin stoppe l'examen. Le patient doit donc signaler tout symptôme au médecin qui, dans ce cas, effectue un autre électrocardiogramme. Sinon, l'effort doit se poursuivre jusqu'à ce que le rythme cardiaque atteigne une limite déterminée, définie en fonction de l'âge du patient. Après l'arrêt de l'effort, pendant la « récupération », la surveillance clinique continue.

L'ECG d'effort dure 30 minutes environ et reste indolore, sauf s'il révèle une anomalie... ce qui constitue l'un de ses objectifs. Le patient ne doit pas aller au-delà de ses possibilités : il ne s'agit pas de chercher la performance, mais de déterminer des limites réelles.

Après l'examen

Le patient doit se reposer pendant plusieurs heures et n'absorber aucune boisson excitante.

Dès la fin de l'épreuve d'effort, le médecin peut communiquer les résultats de l'examen.

→ Holter ECG

Qu'est-ce que c'est ?

Le holter est un électrocardiogramme enregistré en continu pendant 24 heures, sur une bande magnétique. Le cardiologue lit l'enregistrement par la suite, par l'intermédiaire d'un ordinateur.

À quoi ça sert ?

Cet examen complète l'électrocardiogramme. En effet, ce dernier donne des indications sur le fonctionnement du cœur au moment précis de l'examen. Or, des anomalies fugaces peuvent survenir à tout moment de la journée. Un enregistrement continu - de jour et de nuit, à jeun, pendant et après les repas - augmente de façon considérable les chances de détecter ces anomalies.

Indications de prescription

Le médecin prescrit cet examen en cas de douleurs thoraciques sans explication précise, de palpitations, d'essoufflement, de malaises... surtout avec perte brutale de connaissance.

Très employé, le holter permet de déceler :

- les troubles du rythme cardiaque, même furtifs ;
- les anomalies électriques, révélatrices d'une souffrance du rythme cardiaque ;
- une condition défectueuse des influx nerveux entre l'oreillette et le ventricule, pouvant justifier la pose d'une pile *(pacemaker)*.

Contre-indications

Comme pour l'électrocardiogramme simple, il n'en existe aucune.

Comment se passe l'examen ?

Un médecin, ou une infirmière, applique sur la cage thoracique (après rasage éventuel des poils et nettoyage de la peau) des électrodes reliées à un petit enregistreur. Le patient doit porter cet appareil - de la taille d'un livre et pesant 500 grammes - en permanence durant 24 heures, en bandoulière ou à la ceinture. Si un symptôme apparaît, il faut en noter les heures de début et de fin. Le lendemain, la bande d'enregistrement passe dans un lecteur spécial qui signale toute anomalie.

Bien sûr, cet examen est tout à fait indolore.

Après l'examen

Les résultats sont disponibles 2 à 5 jours plus tard, après la lecture de l'enregistrement par un ordinateur et son interprétation par un cardiologue.

→ Échographie cardiaque

Qu'est-ce que c'est ?

Cette technique, dite non invasive, utilise les ultrasons. Émis à partir d'un bloc électrique générateur et transmis par une sonde d'exploration, le faisceau d'ondes sonores, tout à fait inoffensif, pénètre l'organisme. Les divers tissus reçoivent et transmettent différemment les ondes acoustiques : l'écho des ultrasons correspond au signal enregistré quand l'onde retourne vers la sonde lors d'un changement de densité de tissu. Un appareil électronique traduit ces ondes en une image de l'organe, qui apparaît alors sur un écran ; il est possible de fixer cette image et de la photographier.

À quoi ça sert ?

L'échographie permet de distinguer les différents tissus denses et mous.

Cette technique a considérablement amélioré l'exploration du cœur, de ses valves et de ses cavités. En effet, l'échographie permet :
- de préciser l'état des valves cardiaques sténosées ou insuffisantes ;
- d'apprécier l'épaisseur et l'état du muscle cardiaque ;
- de déceler une inflammation du péricarde et la présence de liquide dans cette poche.

Cet appareil permet aussi l'exploration des vaisseaux, à la recherche d'un rétrécissement vasculaire ou d'anomalies des parois.

Indications de prescription

Le médecin prescrit une échographie cardiaque :
- si, à l'auscultation, il a trouvé un souffle ;
- en cas de douleur thoracique évoquant une péricardite ;
- en cas d'insuffisance cardiaque ;
- après un infarctus du myocarde.

L'échographie est devenue un examen de base en cardiologie, en raison du grand nombre de renseignements fournis.

Contre-indications

Il n'en existe aucune.

Comment se passe l'examen ?

Une échographie peut s'effectuer aussi bien à l'hôpital que chez un praticien, au cours d'une consultation ou en urgence. Elle n'exige aucune préparation particulière et se déroule en présence d'un médecin assisté d'un aide.

Le médecin applique sur la peau du patient un gel destiné à faciliter la transmission et la réception des ultrasons. Il déplace la sonde sur la cage thoracique du patient, au-dessus du cœur, et suit l'image restituée sur un écran. En fin d'examen, une infirmière débarrasse le patient du gel de contact.

Examen complètement indolore, une échographie dure 20 minutes environ.

Après l'examen

Le patient peut reprendre immédiatement ses activités.

Les résultats sont disponibles dès la fin de l'examen ; le médecin peut renseigner le patient.

Remarque : l'« échographie de stress » est un complément technique à l'examen standard. Elle permet de visualiser le comportement du cœur quand on accélère son rythme, soit par l'effort, soit par l'injection d'un stimulant cardiaque.

→ Échographie trans-œsophagienne

Qu'est-ce que c'est ?

Il s'agit d'un complément à l'échographie cardiaque.

Cette technique consiste à placer une sonde échographique dans l'œsophage, afin d'être au plus près des structures cardiaques.

À quoi ça sert ?

Elle donne une image encore plus nette des éléments du cœur que l'échographie trans-thoracique, en particulier des valves, des oreillettes, de la cloison interauriculaire ou de l'aorte thoracique.

Contre-indications

L'examen nécessite une bonne coopération du patient, et l'absence d'allergie à la Xylocaïne®.

Comment se passe l'examen ?

Le patient doit rester à jeun plusieurs heures avant et après l'examen. Le cardiologue anesthésie le fond de la gorge avec de la Xylocaïne®. Une infirmière place une perfusion sur le bras, et injecte un sédatif. Une fois le fond de la gorge bien anesthésié, il est demandé au malade d'avaler une sonde qui descend dans l'œsophage.

L'examen dure 10 minutes environ. Il n'est pas douloureux, mais désagréable en raison des réflexes nauséeux qu'il peut déclencher.

Après l'examen

Le résultat est immédiat. Le compte rendu est remis en fin d'examen ou le lendemain.

→ Coronarographie

Qu'est-ce que c'est ?

Cet examen consiste à injecter un produit de contraste iodé dans les artères nourricières du cœur, les coronaires, afin de les opacifier et d'effectuer un film radiographique ainsi que des clichés répétés sous de multiples angles d'incidence. Grâce à un appareil très puissant, l'amplificateur de brillance, le médecin suit en direct l'opacification et prend des clichés très rapprochés.

À quoi ça sert ?

La coronarographie donne une image précise des artères du cœur. Elle permet la pose simultanée de stents (une endoprothèse, constituée d'un cylindre extensible).

Indications de prescription

Le médecin prescrit cet examen pour apprécier l'état des artères coronaires :
- après certains infarctus du myocarde, s'il envisage un pontage chirurgical (sténose artérielle limitée) ou la pose de stents ;
- si le patient souffre de douleurs d'angine de poitrine atypiques (non typiques d'une maladie ou d'une autre).

Aujourd'hui, la coronarographie s'accompagne chaque fois que nécessaire d'un geste thérapeutique, en particulier de la pose de stents, en cas de sténose coronarienne.

Contre-indications

Un âge avancé constitue une contre-indication à la coronarographie.

Une allergie à l'iode implique le respect de toutes les précautions d'usage.

Comment se passe l'examen ?

Avant une coronarographie, le patient doit subir divers examens – coagulation, fonction rénale (urée sanguine et créatininémie), électrocardiogramme –, afin de disposer des résultats le jour de l'exploration.

L'examen se déroule après consentement informé, signé et daté par le patient. Il s'effectue toujours au cours d'une hospitalisation, en salle de radiographie, en présence d'un médecin cardiologue, expérimenté à la coronarographie d'intervention. La coronarographie s'effectue après une anesthésie locale de la peau et des tissus sous-cutanés.

Le patient doit être à jeun depuis la veille au soir, sans avoir bu ni fumé, et uriner juste avant l'examen. Il s'allonge sur la table de radiologie. Le technicien place sur la poitrine du patient des électrodes reliées à un appareil enregistreur, afin de surveiller en permanence les contractions cardiaques.

Le cardiologue utilise la plupart du temps l'artère radiale, plus rarement l'artère fémorale ; après anesthésie locale, il y introduit un cathéter (tube long et fin en plastique) et suit sa progression sur un écran (scopie). Dès que le cathéter a atteint son but, le cardiologue injecte le produit de contraste et prend les clichés nécessaires. Il retire ensuite le cathéter, exerce une pression au point de ponction pendant plusieurs minutes puis place un pansement épais et compressif.

La coronarographie dure 20 minutes. Cet examen n'est pénible que lors de l'injection du produit de contraste, car cela provoque une sensation de chaleur intense et désagréable, heureusement fugace (quelques secondes). L'immobilisation prolongée, en raison du cathéter, peut être elle aussi désagréable.

Après l'examen

Le patient reste hospitalisé, ou en observation, et couché pendant 24 heures en cas de ponction de l'artère fémorale. L'infirmière contrôle régulièrement pouls et tension artérielle.

Le patient peut s'alimenter normalement ; il doit boire de l'eau en grande quantité, car le produit de contraste s'élimine par les reins.

Les résultats sont disponibles immédiatement. Un compte rendu et un CD de l'examen seront remis au patient à sa sortie.

En cas de pose de stents, le patient doit suivre rigoureusement un traitement prescrit par le cardiologue, adapté au type de stents utilisés, et destiné à éviter la thrombose de la prothèse.

Remarque : il est possible d'obtenir aujourd'hui une image précise des coronaires, après opacification vasculaire, grâce à certains types de scanner.

→ Scintigraphie cardiaque

Qu'est-ce que c'est ?

Cet examen consiste à étudier la fixation d'une substance radioactive sur le muscle cardiaque (myocarde), ou son passage dans les cavités du cœur. L'injection contient différents produits : le thallium 201 pour l'étude du myocarde, le technétium 99 pour celle des volumes dans les cavités ; la dose infime de produit utilisé ne présente aucun risque de toxicité.

Une caméra enregistreuse (dite « gamma caméra », car elle détecte les rayons gamma) associée par la suite à un ordinateur donne une image globale du cœur, ou des cavités cardiaques.

À quoi ça sert ?

Le produit radioactif ne se fixe bien sur le muscle cardiaque que si les artères coronaires (celles amenant le sang au cœur) assurent une perfusion correcte du muscle. Lorsque le myocarde présente une zone atteinte (infarcie, c'est-à-dire touchée par l'infarctus), certains produits ne s'y fixent pas : cela donne un défaut dans l'image. D'autres produits, au contraire, se fixent seulement sur les zones malades, tel le pyrophosphate de technétium.

La scintigraphie cardiaque permet donc de détecter les nécroses et donne des indications sur la dynamique cardiaque.

Indications de prescription

Le médecin prescrit une scintigraphie cardiaque :
- en cas de douleur thoracique atypique (non typique d'une maladie ou d'une autre) ;
- en cas d'électrocardiogramme douteux.

Associée à un électrocardiogramme d'effort, la scintigraphie cardiaque apporte une aide non négligeable au diagnostic d'infarctus du myocarde. De plus, elle peut :
- détecter la présence d'une poche dans la paroi du muscle myocardique (anévrisme) ;
- avant une intervention chirurgicale, préciser l'emplacement d'une nécrose et aider à l'évaluation de la nécessité d'un pontage coronarien (c'est-à-dire la mise en place d'un morceau de veine sur une artère coronaire sténosée) ;

– après l'intervention, assurer une surveillance postopératoire et une évaluation des résultats de l'intervention.

Contre-indications

Cet examen est contre-indiqué en cas de grossesse. Cependant, il faut tenir compte de l'importance et/ou de l'urgence de cette exploration, et relativiser en conséquence cette contre-indication.

Comment se passe l'examen ?

Il ne nécessite ni hospitalisation ni préparation particulière. Il se déroule dans un service de médecine nucléaire, en consultation extérieure, en présence d'un médecin spécialiste, d'un technicien et d'une infirmière. Cette dernière procède à l'injection du produit radioactif dans une grosse veine du bras ; souvent, elle pose une perfusion.

L'étude de la fixation du produit sur le myocarde s'effectue au moyen de deux enregistrements réalisés à 4 heures d'intervalle. Pour cette longue attente, il vaut mieux prévoir de la lecture...

Le patient se couche sur la table d'examen, en adoptant successivement différentes positions : sur le dos, sur le côté, à l'oblique. La caméra enregistre l'image du cœur selon ces différents angles d'incidence et aussi, le plus souvent, en tournant autour du thorax du patient.

Chaque enregistrement dure de 30 à 45 minutes. La scintigraphie cardiaque est complètement indolore ; seule la pose de la perfusion provoque une gêne.

Après l'examen

Le patient peut reprendre immédiatement ses activités habituelles, sans précaution particulière.

Le médecin prescripteur reçoit les résultats 3 jours après l'examen. Compte tenu de l'intervention de l'ordinateur (traitement informatique de l'enregistrement), le délai peut se prolonger sans toutefois excéder une semaine.

→ Cathétérisme cardiaque droit ou gauche (angiographie et enregistrement du faisceau de Hiss)

Qu'est-ce que c'est ?

Cet examen consiste à effectuer dans le cœur et les gros vaisseaux un enregistrement direct d'un certain nombre de paramètres, afin d'apprécier la fonction cardiaque. Une sonde, mise en place sous contrôle radioscopique et reliée à un appareil enregistreur, est introduite dans une veine s'il s'agit d'un cathétérisme droit (étude des cavités droites du cœur et de l'artère pulmonaire), dans une artère pour un cathétérisme gauche (pour les cavités gauches du cœur).

À quoi ça sert ?

Le cathétérisme permet d'étudier les pressions sanguines et les volumes de sang éjecté et, éventuellement, de réaliser un électrocardiogramme à l'intérieur des cavités cardiaques.

Toute maladie du cœur, du muscle lui-même ou des valves cardiaques, ainsi qu'un rétrécissement des gros vaisseaux (allant ou partant du cœur) peuvent entraîner des anomalies de pression (de remplissage et d'éjection) du sang.

Par ailleurs, de nombreuses maladies pulmonaires affectent aussi la fonction cardiaque. Le cathétérisme permet de détecter ces anomalies.

Indications de prescription

Le médecin prescrit un cathétérisme afin :

- d'évaluer la gravité d'une maladie du cœur, congénitale ou non, qu'elle soit vasculaire ou myocardique ;
- d'établir le diagnostic de maladie congénitale des gros vaisseaux ;
- de dépister certaines maladies pulmonaires et d'en estimer le retentissement ;
- d'étudier les conséquences d'une athérosclérose affectant les gros vaisseaux ;
- d'établir un bilan avant et après une chirurgie cardiaque.

Contre-indications

Seul un spécialiste peut juger des contre-indications, en tenant compte des possibilités physiques d'un patient : son âge, la gravité de sa maladie, le degré de sa coopération, etc.

Pour une angiocardiographie, une allergie à l'iode implique le respect de toutes les précautions d'usage.

Comment se passe l'examen ?

En général, cet examen s'effectue en cours d'hospitalisation, soit dans une salle de radiologie, soit dans une salle spécialisée équipée d'un dispositif radiologique particulier, un amplificateur de brillance (appareil indispensable pour surveiller la progression de la sonde).

Le patient doit être à jeun depuis 8 heures ; il lui est souvent administré un tranquillisant 45 minutes avant l'examen, afin de faciliter ce dernier. Le patient s'allonge sur le dos, sur la table de radiologie. Une infirmière place des électrodes sur ses quatre membres, afin d'effectuer l'enregistrement électrocardiographique, et sur le thorax pour enregistrement permanent sur l'écran.

Selon le cathétérisme pratiqué - droit ou gauche -, l'examen se déroule un peu différemment.

- Cathétérisme droit : le spécialiste introduit par une veine de l'avant-bras ou par une veine fémorale, située à hauteur de l'aine, un cathéter (tube long et fin en plastique radio-opaque), après avoir pratiqué une anesthésie locale de la peau et des tissus sous-cutanés. Le médecin suit sur un écran (scopie) la progression du cathéter jusque dans l'oreillette et le ventricule droits. Il enregistre à intervalles réguliers la pression sanguine, et prélève éventuellement du sang.
- Cathétérisme gauche : le cathéter doit, dans ce cas, passer par une artère (ce qui présente un peu plus de difficulté), soit du bras, soit fémorale. Après nettoyage de la peau avec une solution antiseptique puis anesthésie locale, le médecin entoure la zone d'introduction de champs stériles. Il introduit ensuite le cathéter qui remonte par l'aorte jusque dans les cavités gauches du cœur. Le médecin effectue les mêmes mesures de pression sanguine.

Après le retrait du cathéter, afin d'éviter la formation d'un hématome, le médecin immobilise le membre et exerce une pression sur le point de ponction, puis place un pansement épais et compressif (il peut aussi poser dessus un petit sac de sable pour mieux comprimer le membre au point de ponction).

L'examen dure 1 heure environ, parfois davantage. Il est désagréable pour plusieurs raisons : l'immobilité longue et forcée, sur un plan dur inconfortable ; l'obscurité régnant dans la salle d'examen ; l'anesthésie locale et la perfusion. Par ailleurs, la présence du cathéter dans les cavités cardiaques peut provoquer des palpitations.

Après l'examen

Le patient doit rester au repos durant plusieurs heures et, après un cathétérisme gauche, garder aussi longtemps le sac de sable sur le point d'introduction du cathéter.

Les résultats sont disponibles 24 ou 48 heures plus tard.

Remarque : le cathétérisme peut servir à effectuer deux autres examens : l'angiocardiographie et l'enregistrement du faisceau de Hiss.

- Angiocardiographie : elle consiste à injecter au cours du cathétérisme un produit de contraste iodé, afin d'opacifier les cavités cardiaques. Cette technique renseigne sur les capacités du muscle, ainsi que sur le fonctionnement des valves. L'injection du produit de contraste peut provoquer une sensation très désagréable de chaleur dans tout le corps, heureusement très brève (quelques secondes).
- Enregistrement du faisceau de Hiss : le faisceau de Hiss conduit la contraction musculaire du cœur de l'oreillette au ventricule. Une dégénérescence de ce faisceau de fibres entraîne des troubles de la conduction, qui provoquent des syncopes à début et fin brusques. L'enregistrement du faisceau de Hiss confirme ce diagnostic, important à établir car seule la pose d'une pile *(pacemaker)* met alors le patient à l'abri d'un arrêt cardiaque. L'examen se déroule comme un cathétérisme, mais s'effectue avec une sonde spéciale reliée à un appareil enregistreur. Les suites sont identiques à celles du cathétérisme. Les résultats sont disponibles 3 ou 4 jours plus tard.

2 VAISSEAUX

→ Dosage des D-dimères

Qu'est-ce que c'est ?

Les D-dimères sont le produit de dégradation de la fibrine : ils n'apparaissent que dans des circonstances pathologiques.

À quoi ça sert ?

Le dosage des D-dimères sert au diagnostic des thromboses veineuses constituées, qu'il s'agisse d'une phlébite ou d'une embolie pulmonaire. Mais l'élévation du taux n'est pas spécifique. En revanche, un résultat négatif est informatif.

Comment se passe l'examen ?

Il s'agit d'un prélèvement sanguin.

Après l'examen

Les résultats sont disponibles en quelques heures.

Le taux, qui dépend des réactifs utilisés, doit être inférieur à 500 µg/litre, et permet d'éliminer quasi formellement une thrombose veineuse.

→ Doppler veineux

Qu'est-ce que c'est ?

Il s'agit du doppler appliqué aux veines, et non plus aux artères. Mais le principe reste le même.

À quoi ça sert ?

Le doppler veineux permet de rechercher toute inflammation d'une veine avec formation de caillot (thrombose veineuse). Un flux sanguin normal engendre un sifflement continu. Une thrombose (obstruction de la veine) bloque le flux sanguin, entraînant la disparition du son. L'investigation peut s'étendre aux troncs veineux du petit bassin (veines iliaques).

Indications de prescription

Cet examen permet d'établir un diagnostic de phlébite, d'en déterminer le siège et d'évaluer l'étendue de l'affection.

Contre-indications

Il n'en existe aucune.

Comment se passe l'examen ?

Il peut s'effectuer en consultation et n'exige aucune préparation.

Le patient s'allonge et le médecin spécialiste suit avec une sonde les trajets veineux à la hauteur de la cheville, du mollet, de la cuisse, de l'aine.

Cet examen, tout à fait indolore, dure 15 minutes.

Après l'examen

Le patient peut reprendre immédiatement ses activités habituelles.

Dès la fin de l'examen, le médecin peut en fournir les résultats.

→ Doppler artériel des membres

Qu'est-ce que c'est ?

Il s'agit d'une investigation au moyen d'ultrasons, émis par une sonde et dirigés vers l'artère à examiner. La réflexion de ces ultrasons à la surface des globules rouges provoque un changement de fréquence, en fonction de la vitesse des particules en mouvement, que la sonde enregistre. La vitesse du flux sanguin se matérialise en un sifflement, amplifié par un haut-parleur, et en une courbe, qui atteint son point culminant au cours de la pulsion dans l'artère. L'occlusion complète de cette dernière entraîne la disparition du son et un enregistrement graphique linéaire (plat). Un changement de tonalité du son et une courbe aplatie signalent un rétrécissement de l'artère. Une analyse échographique des artères peut venir en complément de cet examen.

À quoi ça sert ?

Le doppler sert à dépister un rétrécissement artériel ou une occlusion, et à en préciser le siège. Il se révèle très utile, car il est tout à fait fiable en ce qui concerne l'exploration des gros troncs artériels. Les petites artères, en revanche, se révèlent plus difficiles à étudier.

Indications de prescription

Le médecin prescrit cet examen :
- s'il suspecte une occlusion artérielle, partielle ou totale ;
- si le patient se plaint, par exemple, d'une douleur dans le mollet après un effort, une marche ou la montée d'un escalier. Cette douleur répétée, pour le même genre d'effort, indique une maladie des artères, l'artérite des membres inférieurs : le calibre des artères ne suffit plus pour répondre à l'augmentation du débit sanguin requis par l'effort.

Contre-indications

Il n'en existe aucune.

Comment se passe l'examen ?

Il peut s'effectuer en consultation et n'exige aucune préparation particulière. Le patient s'allonge sur le dos. Le médecin fait passer sur chacun des troncs artériels des membres une sonde enregistreuse, de la taille d'un gros crayon, après avoir posé sur la peau une gelée conductrice pour favoriser le contact. Le sifflement matérialisant le flux sanguin est alors perceptible.

Pour affiner les résultats de l'examen, le médecin peut demander au patient de fournir un petit effort (se mettre debout, par exemple) ou fixer sur sa cuisse un garrot qu'il desserre peu à peu.

Cet examen, tout à fait indolore, dure de 15 à 20 minutes.

Après l'examen

Le patient peut reprendre immédiatement ses activités habituelles.

Le médecin peut donner un premier résultat en fin d'examen, et le compléter 24 heures plus tard.

3

Poumons, bronches, plèvre et médiastin

1 Poumons et bronches p. 59

2 Plèvre p. 72

3 Médiastin p. 77

Les poumons sont formés d'alvéoles qui se remplissent d'air, permettant l'oxygénation du sang. L'air arrive aux poumons par la trachée et les bronches. Une enveloppe constituée de deux feuillets, la plèvre, entoure les poumons.

Diverses affections peuvent atteindre bronches, poumons et plèvre.

Les bronches peuvent être rétrécies par des inflammations ou des infections (bronchite), des spasmes (asthme), des tumeurs (cancer bronchique). À l'inverse, elles peuvent se dilater en cas d'altération de leurs parois (dilatation des bronches).

Les alvéoles pulmonaires peuvent s'infecter (pneumonie), se remplir de plasma (œdème aigu du poumon) ou devenir tumorales (cancer du poumon). Un caillot peut bloquer, en amont, le sang qui parvient aux poumons (embolie pulmonaire).

La plèvre, vide à l'état normal, se remplit de liquide en cas d'inflammation (pleurésie) ou si du liquide plasmatique la traverse (insuffisance cardiaque) ; elle peut se remplir d'air quand il existe une plaie du poumon. Une tumeur peut aussi s'y installer.

La trachée et les bronches s'explorent par fibroscopie et scanner ; le parenchyme pulmonaire par la radio simple, et surtout le scanner ; sa vascularisation, par l'angioscanner et la scintigraphie.

La plèvre s'explore par la ponction, la biopsie et le scanner.

Le médiastin, zone centrale de la cage thoracique, est exploré par le scanner ou la médiastinoscopie.

1 POUMONS ET BRONCHES

→ Gazométrie (gaz du sang)

(*Voir* Cœur et vaisseaux.)

→ Intradermo-réaction à la tuberculine

Qu'est-ce que c'est ?

Ce test permet de vérifier l'existence d'une allergie cutanée à la tuberculine, par provocation d'une réaction inflammatoire rouge localisée (à l'endroit de l'application de tuberculine sur la peau).

À quoi ça sert ?

Ce test, toujours utilisé, permet, en cas de contage sur un patient tuberculeux, de savoir si le patient a été contaminé par le bacille tuberculeux.

Il est aussi utilisé pour différencier une tuberculose d'une sarcoïdose.

La négativité du test n'exclut pas le diagnostic de tuberculose, surtout dans les formes graves.

Comment se passe l'examen ?

Après désinfection, le patient reçoit une injection de tuberculine dans le derme jusqu'à formation d'une papule.

Après l'examen

La lecture s'effectue 48 heures plus tard : l'induration est mesurée en millimètres. Une papule de plus de 10 millimètres chez un enfant de moins de 15 ans et de plus de 15 millimètres chez l'adulte témoigne d'une primo-infection.

→ Épreuve fonctionnelle respiratoire

Qu'est-ce que c'est ?

Cet examen consiste à mesurer les volumes d'air qui entrent et sortent des poumons au cours de la respiration, normale ou forcée. On mesure aussi les volumes pulmonaires dits non mobilisables, c'est-à-dire l'air qui reste dans les poumons à la fin d'une expiration forcée (volume résiduel).

À quoi ça sert ?

À partir de paramètres préétablis, l'ordinateur effectue instantanément des calculs et précise les capacités respiratoires des poumons, entre autres :
- la capacité dite vitale : la quantité d'air que l'on déplace au cours d'une inspiration forcée suivie d'une expiration forcée ;
- le volume d'air maximal expiré en une seconde (VEMS) ;
- les débits aériens au fur et à mesure d'une expiration forcée ;
- la capacité résiduelle : le volume d'air contenu dans les poumons à la fin d'une expiration forcée ;
- la capacité pulmonaire totale : somme de la capacité vitale et de la capacité résiduelle.

L'épreuve fonctionnelle respiratoire constitue l'examen de base de la pneumologie, car elle permet de déterminer si l'essoufflement provient d'une maladie bronchique ou pulmonaire, et de chiffrer la gravité de l'atteinte respiratoire :
- une capacité pulmonaire totale réduite signale une diminution d'expansion des poumons (syndrome restrictif) ;
- un VEMS diminué indique un rétrécissement des bronches (syndrome obstructif), causé par une bronchite chronique, de l'asthme, ou un emphysème.

Indications de prescription

Cet examen permet donc :
- d'établir le diagnostic de maladie pulmonaire ou bronchique, pouvant se manifester par des symptômes de toux, d'essoufflement ;
- d'évaluer l'importance des lésions ;
- d'apprécier l'efficacité de certains médicaments, un bronchodilatateur par exemple ;

- de préciser, avant une intervention chirurgicale, les risques respiratoires pour un patient souffrant de troubles pulmonaires, surtout si l'opération porte sur le thorax, un poumon ou le cœur.

Contre-indications

Il n'en existe aucune.

Comment se passe l'examen ?

Il se déroule en consultation externe, dans une salle spécialisée, en présence d'un médecin et/ou d'une infirmière.

Le patient ne doit pas fumer durant les 6 heures précédant l'examen, ni prendre un médicament susceptible de modifier la fonction respiratoire. Il annonce, avant l'épreuve, sa taille et son poids. Cet examen demande une coopération disciplinée, car son bon déroulement dépend de l'exécution correcte des recommandations du médecin :
- porter un pince-nez (petite pince souple), qui bouche les narines et oblige à respirer par la bouche ;
- inspirer puis expirer dans un tuyau de fort diamètre, par l'intermédiaire d'un embout buccal (qui ressemble à un embout de tuba) à serrer entre les lèvres pour éviter toute fuite ;
- respirer calmement, comme à l'accoutumée, afin de mesurer la respiration normale, durant 1 minute (volume/minute), sa fréquence ainsi que la quantité d'air inspirée puis expirée à chaque cycle respiratoire (volume/courant) ;
- gonfler lentement et à fond les poumons puis souffler, toujours à fond, ce afin de mesurer la quantité d'air maximale entrant dans les poumons, c'est-à-dire la capacité vitale ;
- vider complètement les poumons puis les gonfler le plus vite possible et les vider de même, afin de mesurer le volume maximal expiré en 1 seconde (VEMS) ;
- respirer un gaz particulier (cette phase porte le nom d'épreuve dynamique), afin de déterminer si les bronches, très sensibles, se ferment trop facilement (signe d'asthme) ou si certains médicaments (les bronchodilatateurs) les ouvrent.

Parfois le médecin effectue un prélèvement sanguin sur une artère, pour mesurer les quantités d'oxygène et de gaz carbonique dans le sang. Il peut aussi demander au patient de pédaler sur une bicyclette fixe (épreuve d'effort), ou envisager d'autres examens plus complexes, mais toujours basés sur les mêmes principes.

Cet examen, tout à fait indolore (hormis la prise de sang...), présente un seul désagrément : l'embout buccal gêne la déglutition de la salive, qui s'accumule un peu dans la bouche. L'épreuve fonctionnelle respiratoire dure de 20 à 25 minutes.

Après l'examen

Le patient peut reprendre immédiatement ses activités habituelles. Les résultats sont disponibles dès le lendemain.

→ Fibroscopie bronchique

Qu'est-ce que c'est ?

Cet examen consiste à introduire un fibroscope bronchique dans l'arbre respiratoire, la trachée et les bronches, jusqu'aux bronches sous-segmentaires. Cet appareil, un tube souple de faible diamètre (6 millimètres environ), est constitué de fibres de verre conduisant l'image. L'une des extrémités porte un oculaire en forme de lentille convergente, qui s'adapte à la vue de l'opérateur. Ce dernier peut diriger le fibroscope à distance au moyen d'une manette qui coude la seconde extrémité du tube, libre, et réaliser ainsi une exploration des bronches proximales et distales dans diverses directions.

Le fibroscope, creusé d'un canal central, permet aussi l'introduction d'une pince à biopsie (pour d'éventuels prélèvements de tissu) ou d'une brosse (tube fin en plastique terminé par un petit écouvillon) pour analyse bactériologique ou cytologique. Il sert à l'aspiration de sécrétions bronchiques, à l'instillation de sérum physiologique et à sa réaspiration (lavage alvéolaire), ou encore à l'instillation de tout autre produit nécessaire (par exemple, un produit iodé, pour réaliser une opacification de l'arbre bronchique, dite bronchographie lipiodolée).

À quoi ça sert ?

La fibroscopie bronchique donne à voir le larynx et la trachée ainsi que les bronches jusqu'aux bronches sous-segmentaires, d'où son importance fondamentale en pneumologie.

Elle permet :

- d'évaluer si les bronches sont normales, bouchées ou atteintes d'une inflammation (bronchite) ;

- d'effectuer des prélèvements des sécrétions bronchiques en vue de déterminer leur composition et/ou la présence de bactéries, signe d'infection ;
- de pratiquer des prélèvements bronchiques, afin d'établir le diagnostic de certaines maladies du tissu bronchique ou pulmonaire, en particulier des tumeurs ;
- de réaliser un lavage alvéolaire, donc d'isoler des germes ou des cellules particulières, dont la seule présence ou le nombre peut orienter le diagnostic.

Indications de prescription

Cet examen se révèle indispensable en cas :
- d'expulsion de sang, par crachats, au cours d'accès de toux (hémoptysie) ;
- d'infection pulmonaire visible sur la radiographie, pour un patient de plus de 40 ans... qui fume ;
- de radiographie pulmonaire anormale ;
- d'inhalation d'un corps étranger.

Contre-indications

Des troubles de la coagulation sanguine, spontanés ou dus à un traitement, constituent la seule contre-indication réelle. En effet, même en cas d'insuffisance respiratoire grave, où l'oxygénothérapie ne peut être interrompue, la fibroscopie bronchique peut être effectuée, si nécessaire, après intubation et mise sous ventilation artificielle.

Comment se passe l'examen ?

La plupart du temps, l'examen se pratique en milieu hospitalier, au cours d'une consultation, et sous anesthésie locale. Il faut apporter son dossier radiologique (avec les clichés les plus récents), être à jeun depuis minuit, ne pas avoir bu d'alcool ni fumé depuis 48 heures. Le résultat d'un bilan sanguin récent (moins d'une semaine) permettra de vérifier l'absence de troubles de la coagulation.

Un pneumologue effectue l'examen dans une salle spéciale. Il peut être administré au patient, par voie intramusculaire, un médicament assurant une réelle détente, mais cette prémédication n'est pas systématique (le patient peut la demander).

Avant l'examen, le pneumologue anesthésie localement l'arrière-gorge, zone située en arrière de la bouche et du nez. Le produit anesthésique, très amer, est indispensable pour éviter la douleur, bien sûr, mais surtout pour enrayer la toux que le passage du fibroscope peut provoquer. Assis, le patient attend les effets de l'anesthésie ; il doit s'efforcer de se détendre, respirer calmement et, le plus possible, éviter de tousser.

Le médecin introduit le fibroscope par le nez. Si les narines du patient sont étroites, l'appareil fouette légèrement les parois nasales, ce qui est un peu douloureux et peut laisser des traces ; il vaut mieux s'assurer auprès d'un ORL, au préalable, que le fibroscope a la place pour passer. Il arrive, parfois, que le fibroscope ne puisse passer ; le médecin l'introduit alors par la bouche, au travers d'un anneau de plastique bloqué entre ses dents par le patient. Malgré l'anesthésie, l'arrivée du fibroscope dans l'arrière-gorge provoque parfois des réflexes de vomissement : il faut lutter contre eux, se détendre complètement afin de les limiter le plus possible, car ils gênent la progression de l'appareil, ce qui prolonge inutilement l'examen et peut même le rendre impossible. Le pneumologue a besoin de la réelle coopération du patient.

À l'arrivée du fibroscope dans l'arrière-gorge, le médecin anesthésie les cordes vocales, l'entrée des voies respiratoires. Il faut à ce moment, de nouveau, s'efforcer de respirer calmement pour laisser le fibroscope pénétrer dans la trachée. Voilà le moment le plus délicat de l'examen : le passage de l'appareil provoque souvent une toux et donne une impression d'étouffement – fausse, bien sûr. Cette pénible sensation disparaît rapidement, le patient doit garder son calme.

Après l'examen, qui dure 20 minutes environ, le pneumologue retire lentement le fibroscope.

La fibroscopie est pénible à cause de l'anesthésie de la région nasale, des réflexes de toux et de vomissement et, surtout, en raison de l'appréhension du patient, tout à fait compréhensible. L'examen lui-même et les prélèvements ne sont pas douloureux dès que l'anesthésie fait effet – et le médecin la complète si nécessaire ; de plus, elle évite les quintes de toux, sauf si le patient a fumé au cours des heures précédentes, ce qui lui est interdit, et pour cause !

Un patient éprouvant une réelle anxiété ne doit pas hésiter à demander un tranquillisant (sauf contre-indication) avant l'examen.

Après l'examen

Le patient doit s'abstenir de boire et de manger pendant 2 heures au moins, car il risque d'avaler de travers à cause de l'anesthésie locale.

La présence de quelques filets de sang (hémoptysie) dans les crachats, fréquente surtout en cas de prélèvements, ne présente aucune gravité. Mais en cas d'élimination de sang en quantité, il faut consulter d'urgence. De même, en cas de fièvre durant les jours suivant l'examen, il faut consulter le médecin.

Une modification de la voix peut persister quelques heures, il n'y a là rien d'inquiétant. En fait, cet examen se révèle assez peu traumatisant et, la plupart du temps, le patient peut reprendre son activité juste après.

Dès la fin de l'examen, l'opérateur peut en donner les résultats, sauf pour les prélèvements : il faut attendre 4 à 5 jours.

→ Scanner thoracique

Qu'est-ce que c'est ?

Le scanner, appareil très sophistiqué, utilise les rayons X. Un détecteur électronique (remplaçant le film photographique des appareils de radiographie) transforme les rayons X en un signal électrique.

Le scanner émet un faisceau de rayons X, tout autour du patient. Le détecteur électronique chiffre instantanément, avec une extrême précision, l'absorption des rayons X par les tissus. En fin de rotation, tous les chiffres enregistrés sont stockés dans une mémoire. À partir de ces données, un calculateur reconstitue l'image en précisant la densité de chaque tissu, et cette image apparaît sur un écran.

À quoi ça sert ?

Cet examen donne l'image de coupes transversales et/ou coronales (en couronne) du corps, séparées les unes des autres de quelques millimètres à 1 centimètre, coupes sur lesquelles apparaissent toutes les structures anatomiques. Les tissus opaques aux rayons X (os) apparaissent en blanc, et les tissus radio-transparents en sombre.

Sur une même coupe, l'on peut distinguer les muscles, les os, les organes pleins et les creux, et en préciser la densité.

Indications de prescription

Le scanner thoracique est très utilisé pour préciser le caractère d'une image vue en radiologie et ses connexions avec les autres organes du voisinage. Il constitue un moyen fiable pour explorer le médiastin (zone située entre les deux poumons), l'aorte, la veine cave et de nombreux ganglions.

Contre-indications

Une allergie à l'iode implique le respect des précautions d'usage.

Les personnes agitées, très nerveuses ou anxieuses, peuvent prendre un tranquillisant avant l'examen.

Comment se passe l'examen ?

Il se déroule en milieu hospitalier, en consultation externe, en présence d'un médecin radiologue et d'un technicien. Le patient ne doit pas avoir subi, au cours des 4 jours précédents, d'examen utilisant un produit baryté. Il doit être à jeun, et apporter les produits demandés par le spécialiste. Le radiologue a souvent recours à un produit de contraste, afin d'opacifier les vaisseaux : une infirmière place alors une aiguille dans une veine pour l'injection du produit.

Le patient repose sur le dos, la tête sur un bloc de mousse, et le thorax fixé par des sangles pour lui assurer une immobilité parfaite, indispensable à l'examen. Au moment de la prise des clichés, le radiologue demande au patient de ne pas parler ni respirer. La plupart du temps, il effectue une première série de clichés, puis injecte au patient par perfusion un produit de contraste, avant de reprendre l'exploration. Cette injection provoque parfois une désagréable sensation de chaleur dans le bras perfusé, ainsi qu'une bouffée de chaleur générale, intense mais brève.

Le scanner, indolore, paraît cependant désagréable en raison de l'immobilité prolongée durant tout l'examen (de 15 à 45 minutes), de l'inconfort de la position (patient allongé sur un plan dur et étroit) et, surtout, de la sensation de chaleur, fugace mais pénible.

Après l'examen

Le patient peut reprendre ses activités habituelles, boire et manger. En cas d'injection intraveineuse du produit de contraste, il faut boire de l'eau en grande quantité car il s'élimine par les reins.

Les résultats sont disponibles le lendemain.

→ Scintigraphie pulmonaire

Qu'est-ce que c'est ?

Cet examen consiste à administrer un produit spécial (des agrégats d'albumine sur lesquels est fixé du technétium), afin d'enregistrer la radioactivité émise par ces particules. Injectées dans une veine périphérique, elles passent dans la circulation sanguine puis se logent temporairement dans les petits vaisseaux capillaires du poumon (scintigraphie de perfusion). Un appareil enregistre alors la radioactivité émise puis la matérialise en une image indiquant la vascularisation des poumons.

Pour la scintigraphie de ventilation (images obtenues avant celles de la scintigraphie de perfusion), le patient doit absorber en aérosol un produit radioactif.

À quoi ça sert ?

La scintigraphie donne une image homogène des deux poumons lorsqu'ils sont normaux et correctement vascularisés. La présence d'un obstacle sur un vaisseau (ou sur plusieurs), par exemple un caillot - signe d'embolie pulmonaire -, empêche les particules de pénétrer plus avant : cela délimite une « zone interdite » au produit et un *defect* (manque dans l'image) apparaît lors de l'enregistrement. Cette image est nette seulement si le reste du parenchyme (tissu d'un organe qui sert à son fonctionnement) est correctement vascularisé. Or, certaines maladies pulmonaires ou bronchiques en altèrent la vascularisation : un manque peut alors apparaître à l'image, même en l'absence d'un caillot. La comparaison avec l'image obtenue par la scintigraphie de ventilation permet la plupart du temps d'établir quand même le diagnostic.

La scintigraphie pulmonaire permet donc de déceler une obstruction vasculaire et d'y remédier par un traitement d'urgence : élimination du caillot (embolie pulmonaire) au moyen de médicaments anticoagulants.

Pour que l'examen donne avec précision les renseignements nécessaires, plusieurs conditions doivent se trouver réunies :

- le patient ne doit pas souffrir de maladies bronchiques ou pulmonaires non détectées au préalable ;
- le *defect* (manque dans l'image) doit être net ;
- ce manque doit avoir disparu lors d'un examen pratiqué plusieurs semaines après le premier.

Indications de prescription

Le médecin prescrit une scintigraphie pulmonaire :
- s'il suspecte une embolie pulmonaire ;
- avant une intervention chirurgicale, pour établir un bilan préopératoire (appréciation de l'état de la vascularisation pulmonaire).

Contre-indications

La scintigraphie pulmonaire est contre-indiquée :
- en cas de grossesse ;
- en cas de maladie bronchique ou pulmonaire, puisque cela fausse l'interprétation de l'examen.

Comment se passe l'examen ?

Il implique une hospitalisation, mais nombre de centres hospitaliers ne disposent pas du matériel requis. Il faut donc souvent transférer le patient, en ambulance, au centre équipé le plus proche.

Attention : en cas de suspicion d'embolie pulmonaire, le patient ne doit en aucun cas se lever ; le brancardier assure alors le transfert du lit à la table d'examen et vice versa, et tout transport d'un lieu à un autre.

L'examen se pratique dans un centre de médecine nucléaire, en présence d'un médecin spécialiste, d'un technicien et d'une infirmière ; celle-ci pose une perfusion puis injecte dans la veine le produit radioactif. La dose, minime, ne présente aucun danger.

La caméra tourne autour du patient, qui doit rester immobile, détecte les rayons gamma et les enregistre. Chaque phase de l'examen (scintigraphie de perfusion, de ventilation) dure 30 minutes environ.

Une scintigraphie pulmonaire est tout à fait indolore ; seule la perfusion provoque une gêne légère.

Après l'examen

Le patient ne doit pas se lever en cas de confirmation du diagnostic d'embolie pulmonaire. La perfusion est maintenue, et un traitement d'urgence (médicaments anticoagulants) mis en application. S'il ne peut se lever, le patient peut néanmoins s'alimenter normalement.

Le médecin ayant pratiqué l'examen, ou le médecin hospitalier, peut communiquer les résultats immédiatement.

→ PET Scan (tomographie par émission de positons)

Qu'est-ce que c'est ?

Cette nouvelle technique d'imagerie combine des éléments de la médecine nucléaire et du scanner.

Il est injecté dans l'organisme une substance possédant une certaine activité biologique, marquée au moyen d'un isotope radioactif ; les doses de radioactivité administrées sont très faibles, comme celles des autres examens de médecine nucléaire.

Le produit utilisé est proche du glucose. En se dégradant au cours de son métabolisme, ce produit émet un positon (particule positive) ; en se combinant à un électron, il provoque au cours de sa destruction l'émission de rayons gamma : ceux-ci sont détectés à l'extérieur de l'organisme par une batterie circulaire de détecteurs, et un ordinateur reconstruit l'image.

Cette technique permet d'étudier de façon dynamique et quantitative des processus physiologiques divers, par exemple le fonctionnement du cerveau ou l'intensité du métabolisme au sein d'une masse anormale. En cas de cancer, le métabolisme est très intense.

À quoi ça sert ?

Cet examen est devenu essentiel dans la détection de nombreux cancers, la recherche de métastases, ainsi que pour la surveillance de leur évolution sous traitement.

Contre-indications

L'examen est contre-indiqué pour toute femme enceinte : une patiente doit signaler sa grossesse au médecin.

En cas de diabète, il faut que celui-ci soit bien contrôlé. De plus, le patient subira l'examen en début d'après-midi, après avoir pris un petit déjeuner le matin et absorbé ses médicaments.

Comment se passe l'examen ?

Il se déroule en milieu hospitalier ou en clinique, en consultation externe, en présence d'un médecin spécialiste de médecine nucléaire ou d'un radiologue et d'un technicien.

Le patient doit être à jeun depuis 8 heures. Il est au repos, allongé sur le dos. Pour l'examen, il doit se débarrasser de tous les objets pouvant gêner la visualisation des organes.

Une infirmière pose au bras une perfusion de sérum physiologique, par laquelle elle injecte le traceur (peu radioactif, rappelons-le). Il faut attendre 1 heure au repos complet, sans lire. Le reste de l'examen est semblable à un celui d'un scanner. Il dure 30 minutes environ. Il ne faut surtout pas bouger, afin que les images soient le plus nettes possible.

Mis à part sa durée et la mise en place de la perfusion, cet examen n'a rien de pénible. Cependant, comme pour le scanner, il ne faut pas souffrir de claustrophobie : dans ce cas, la prise d'un tranquillisant léger avant l'examen peut se révéler utile.

Après l'examen

Le patient doit éviter de prendre l'avion les heures suivantes et de passer sous un appareil de détection, au risque de le déclencher ; il doit se munir d'un certificat médical.

Les résultats sont disponibles en 1 à 3 jours.

2 PLÈVRE

→ Ponction pleurale

Qu'est-ce que c'est ?

Cet examen consiste à prélever, à l'aide d'une aiguille, une petite quantité du liquide en cas d'épanchement - toujours anormal - dans la plèvre, afin de procéder à l'analyse des cellules et des constituants chimiques, et à la recherche de germes.

À quoi ça sert ?

La ponction pleurale permet de vérifier la présence de liquide, éventuellement de l'évacuer, et d'en préciser le caractère : inflammatoire, infectieux (recherche de bactéries diverses), sanglant, tumoral.

Indications de prescription

Le médecin prescrit cet examen en cas d'épanchement pleural.

Contre-indications

Une personne sous traitement anticoagulant ne peut subir cet examen.

Comment se passe l'examen ?

Il s'effectue en cours d'hospitalisation, après un cliché pulmonaire. Il ne nécessite pas de préparation particulière.

Un patient particulièrement anxieux peut demander un sédatif 1 heure avant la ponction (sauf contre-indication).

Dos dénudé, le patient s'assied au bord du lit. Le médecin frappe du bout du doigt le dos pour déterminer l'emplacement de la ponction, puis il désinfecte cette zone. Il peut anesthésier localement la peau et les tissus graisseux sous-cutanés ; certains patients estiment néanmoins que la piqûre anesthésique est aussi pénible que la ponction elle-même.

Dès que l'aiguille atteint la plèvre, le médecin effectue les prélèvements nécessaires aux analyses chimique, cytologique et bactériologique, puis il ôte l'aiguille.

La ponction dure 10 minutes environ. Aussi désagréable qu'une piqûre, elle n'est pas plus douloureuse.

En cas d'épanchement important, le médecin en décide l'évacuation : il relie alors l'aiguille à une tubulure, et le patient doit garder la même position durant quelques minutes - la situation est inconfortable mais indolore.

Si, au cours de l'examen, le patient ressent une douleur thoracique, une gêne respiratoire ou s'il éprouve une sensation de malaise ou l'envie de tousser, il doit en informer le médecin.

Après l'examen

Le patient doit rester au repos, mais peut s'alimenter normalement. Il devra passer une radiographie pulmonaire de contrôle.

En cas d'élimination d'un épanchement pleural, le patient ressentira un soulagement et respirera mieux. Si une gêne respiratoire persiste, il ne faut pas hésiter à en informer le médecin.

Les résultats sont disponibles 24 à 48 heures plus tard.

→ Ponction-biopsie pleurale

Qu'est-ce que c'est ?

Cet examen consiste à prélever, à l'aide d'une aiguille, un petit fragment de la plèvre, enveloppe close et vide qui entoure les poumons.

À quoi ça sert ?

La ponction-biopsie pleurale permet de soumettre le fragment de plèvre à des analyses au microscope.

Indications de prescription

Le médecin prescrit cet examen :
- en cas d'épanchement pleural inexpliqué, toujours anormal ;
- s'il suspecte une tuberculose de la plèvre ;
- s'il subodore une tumeur de la plèvre (primitive ou secondaire).

Contre-indications

Un patient sous traitement anticoagulant ne peut subir une ponction-biopsie pleurale.

Une allergie à la Xylocaïne® constitue aussi une contre-indication.

Comment se passe l'examen ?

Il nécessite toujours une hospitalisation, une radiographie pulmonaire préalable et l'étude de la coagulation.

La ponction s'effectue en salle d'endoscopie, ou dans la chambre du patient. Celui-ci s'assied sur son lit, dos dénudé. Le médecin frappe du bout du doigt le dos du patient, pour déterminer avec précision la zone de ponction puis la désinfecte. Il pratique ensuite une anesthésie locale (piqûre avec une aiguille très fine), afin de rendre totalement indolore la biopsie de plèvre qui s'effectue avec une aiguille un peu grosse. Un quart d'heure avant la ponction, le patient reçoit une injection intramusculaire ou sous-cutanée d'atropine ; en cas d'anxiété importante, il faut demander un sédatif 1 heure avant la ponction, sauf contre-indication.

Pendant l'examen, le patient doit de temps en temps, sur indication du médecin, bloquer sa respiration pour éviter la pénétration d'air dans la plèvre (pneumothorax). Une fois l'aiguille de ponction en place, il arrive que du liquide coule sur la peau ; il n'y a pas lieu de s'en inquiéter.

Le médecin oriente l'aiguille parallèlement au dos : cela entraîne une pression un peu douloureuse sur la peau. Il effectue plusieurs prélèvements. Cette phase dure quelques minutes, et l'examen entier 30 minutes environ.

Un peu pénible, la ponction-biopsie pleurale n'est cependant pas vraiment douloureuse grâce à l'anesthésie.

Si, au cours de l'examen, le patient éprouve une gêne respiratoire ou la sensation d'un malaise annonciateur d'évanouissement, il doit en informer immédiatement le médecin.

Après l'examen

L'apparition d'un petit hématome au point de ponction ne doit pas inquiéter : sans gravité, il disparaît assez rapidement.

Si le patient éprouve une gêne respiratoire, il doit en informer le médecin.

Le patient passera une radiographie pulmonaire de contrôle le lendemain de l'examen.

Les résultats de l'analyse de la biopsie-pleurale sont disponibles 3 ou 4 jours plus tard.

→ Pleuroscopie

Qu'est-ce que c'est ?

Cela consiste à introduire un endoscope dans la plèvre, enveloppe close et vide qui entoure les poumons, afin de l'examiner et d'effectuer des prélèvements si nécessaire.

Le pleuroscope, un endoscope rigide, se compose d'un tube, équipé d'une lumière à l'une de ses extrémités et d'un oculaire à l'autre, et creusé d'un canal qui permet l'introduction d'une pince à biopsie pour d'éventuels prélèvements.

À quoi ça sert ?

La plèvre, sorte de sac vide, entoure les poumons : l'une de ses faces est collée à la cage thoracique (plèvre pariétale), l'autre au poumon (plèvre viscérale). La plèvre constitue donc un espace virtuel entre les poumons et la paroi thoracique, facilitant l'extension pulmonaire au cours des mouvements respiratoires. Ce « sac » vide peut s'épaissir, se remplir de liquide, à cause de certaines maladies (pleurésie, etc.).

La pleuroscopie sert essentiellement à effectuer une biopsie pleurale, aux fins de compléter une analyse préalable du liquide de plèvre, ou pour déterminer la nature exacte d'une lésion pleurale.

Indications de prescription

Le médecin prescrit cet examen, quand l'analyse du liquide pleural (dont le prélèvement s'effectue très facilement) n'a pas donné suffisamment de renseignements pour établir un diagnostic. Il est parfois préféré à la biopsie pleurale simple, car moins douloureux (anesthésie générale) et plus performant : en effet, les prélèvements sont réalisés sous contrôle visuel et non pas à l'aveugle. La pleuroscopie vient donc en complément éventuel de ces deux examens.

Contre-indications

La pleuroscopie se déroule sous anesthésie générale, ce qui constitue une contre-indication pour toute personne ne pouvant la supporter.

Comment se passe l'examen ?

La pleuroscopie nécessite une hospitalisation (de 1 à 4 jours).

Elle s'effectue sous anesthésie générale. Le pneumologue pratique d'abord un pneumothorax (insufflation d'air dans la plèvre), puis une petite incision dans le creux axillaire du patient : il introduit le pleuroscope, examine la plèvre et prélève des fragments de tissu. Il retire ensuite l'appareil et pose un drain (petit tube fin en plastique) pour aspirer l'air précédemment insufflé et ramener le poumon contre la paroi. Le drain est relié à un flacon, lui-même raccordé à un système d'aspiration.

Cet examen dure de 15 à 30 minutes.

Après l'examen

Le plus souvent, le drain est enlevé le lendemain, parfois plus tard (4 jours au maximum). L'hospitalisation dure jusqu'au retrait du drain. Le patient ne doit éprouver aucune gêne respiratoire.

Les résultats des prélèvements sont disponibles 4 à 5 jours plus tard.

3 MÉDIASTIN

→ Médiastinoscopie

Qu'est-ce que c'est ?

Cet examen consiste à introduire un médiastinoscope (endoscope spécifique, rigide) par la partie inférieure du cou, au-dessus du sternum, afin d'explorer à vue le médiastin, zone centrale de la cage thoracique située entre les poumons.

Dans cette zone se trouvent de nombreux ganglions lymphatiques, la trachée (qui traverse sa moitié supérieure) et les gros vaisseaux (allant au cœur ou en partant).

Le médiastinoscope se compose d'un tube (transmettant l'image), muni à l'une de ses extrémités d'une lumière et d'un oculaire à l'autre, et creusé d'un canal par lequel peut passer une pince à biopsie pour d'éventuels prélèvements.

À quoi ça sert ?

Cet examen permet d'explorer le médiastin, sans pratiquer de thoracotomie (ouverture du thorax).

Indications de prescription

La médiastinoscopie précise la nature d'images visibles sur des clichés radiologiques : il peut s'agir de masses ganglionnaires ou tumorales, qui peuvent alors être prélevées.

Parfois, le médecin utilise cette technique pour évaluer l'extension d'une tumeur bronchique ; cependant, cette indication de la médiastinoscopie reste discutée.

La prescription de cet examen reste assez rare.

Contre-indications

Il en existe une seule : l'anesthésie. En effet, seules les personnes aptes à supporter une anesthésie générale peuvent bénéficier de cette exploration.

Comment se passe l'examen ?

Il implique une courte hospitalisation (de 2 à 3 jours) et se pratique sous anesthésie générale. Comme toujours dans ce cas, un bilan préalable donne toutes indications utiles au médecin sur l'état rénal, respiratoire et cardiaque du patient. Ce dernier doit être à jeun.

Un médecin spécialiste des interventions sur la cage thoracique effectue cette exploration, qui dure 30 minutes environ.

Après le retrait du médiastinoscope, le médecin pose des fils ou des agrafes afin de fermer l'incision pratiquée au-dessus du sternum pour laisser le passage à l'endoscope.

Après l'examen

Jusqu'à sa reprise de conscience, le patient reste en salle de réveil ; une infirmière lui fait ensuite réintégrer sa chambre. Dès le soir, il peut boire et s'alimenter.

Il faut attendre 4 à 5 jours pour obtenir les résultats des prélèvements.

Les fils ou agrafes sont ôtés 8 jours plus tard.

4

Tube digestif

1	Œsophage, estomac et duodénum	p. 81
2	Intestin grêle	p. 86
3	Côlon	p. 92
4	Anus, rectum	p. 101

Le tube digestif se compose de l'œsophage, de l'estomac et de l'intestin jusqu'à l'anus.

L'intestin grêle porte plusieurs noms selon le segment désigné : dans les premiers centimètres, il se nomme duodénum, ensuite jéjunum puis iléon.

Le gros intestin, ou côlon, comporte plusieurs portions : de droite à gauche, le cæcum, sorte de cul-de-sac ; les côlons droit, transverse, gauche, sigmoïde. Le côlon débouche dans l'ampoule rectale.

Les aliments stagnent dans l'estomac. La digestion et l'absorption, pour l'essentiel, s'effectuent dans le duodénum et le jéjunum, et se terminent dans l'iléon. Les résidus, enfin, sont déshydratés dans le côlon.

Les maladies du tube digestif peuvent provenir :
- d'inflammations de la paroi : œsophagite, gastrite, etc. ;
- d'ulcérations : ulcère de l'estomac ou du duodénum, colite ulcéreuse ;
- de déficiences de la paroi formant des diverticules ;
- de proliférations tumorales bénignes (polypes) ou malignes (cancer).

L'endoscopie a bouleversé l'exploration du tube digestif haut (œsophage, estomac, duodénum) et bas (côlon). Elle remplace la radiographie, surtout en ce qui concerne le transit baryté œso-gastro-duodénal, un peu moins pour le lavement baryté.

L'exploration de l'intestin grêle s'est améliorée avec l'endoscopie et la vidéo-capsule, véritable caméra autonome qui parcourt l'intestin grêle.

Les examens sanguins et ceux des selles (comme le dosage de graisse dans les selles, la stéatorrhée) permettent de détecter une mauvaise absorption ou une mal-digestion des aliments.

1 ŒSOPHAGE, ESTOMAC ET DUODÉNUM

→ Fibroscopie œso-gastro-duodénale

Qu'est-ce que c'est ?

Cet examen consiste à introduire un tube souple dans l'œsophage, par la bouche. D'un diamètre de 8 millimètres environ, ce tube souple est constitué de fibres de verre, qui conduisent l'image d'une extrémité à une autre. D'un côté de l'appareil, un objectif capte l'image ; de l'autre côté, l'image apparaît sur l'écran (avec les anciens endoscopes, le médecin visionnait l'image par un oculaire). Grâce à un dispositif mécanique, le médecin oriente à distance l'extrémité libre du fibroscope. L'air insufflé, nécessaire à l'examen, passe par l'un des canaux de l'appareil ; l'aspiration de sécrétions ou le passage d'une pince à biopsie s'effectue par un autre canal.

À quoi ça sert ?

Cet examen permet d'explorer directement l'œsophage, l'estomac et le duodénum.

La fibroscopie œso-gastro-duodénale permet de découvrir les inflammations de la paroi (œsophagite, gastrite, duodénite), de repérer les ulcérations (si petites soient-elles) et d'effectuer des biopsies (prélèvements de tissus) à des fins d'analyse, et de réaliser des gestes thérapeutiques (sclérose de varices ou d'ulcères avec pose de clips).

Indications de prescription

Le médecin prescrit cet examen en cas :

- de douleurs à l'estomac, si elles persistent depuis plusieurs jours, surtout si ces douleurs se manifestent après les repas, ou la nuit, et que l'absorption d'aliments les calme ;
- de sensations de brûlure remontant derrière le sternum ;
- de vomissements de sang (hématémèse) ;
- d'élimination de selles noires.

Ces deux derniers cas constituent des urgences.

Contre-indications

Seule l'encéphalopathie hépatique en constitue une.

Comment se passe l'examen ?

Il se déroule en milieu hospitalier ou en clinique, en consultation externe, en présence d'un médecin spécialiste et d'une infirmière ; l'hospitalisation ne se justifie qu'en cas d'hémorragie.

Le patient doit être à jeun depuis la veille au soir, et ne pas porter de vêtements trop serrés (il faut dégrafer sa ceinture et, si l'on porte un dentier, l'ôter). Il faut prendre la précaution d'aller aux toilettes avant l'examen.

Pour pratiquer une anesthésie locale, le patient absorbe, en gel ou par pulvérisations, de la Xylocaïne®. Ce produit amer assure l'insensibilisation du fond de la gorge : il faut donc se gargariser avec soin jusqu'à éprouver la sensation d'avoir une « bouche en bois », comme après une anesthésie dentaire. Cette insensibilisation dure 1 heure environ, c'est-à-dire beaucoup plus longtemps que l'examen.

Le patient se couche sur le côté gauche, et penche un peu la tête en avant pour laisser couler sa salive. Pendant que le médecin introduit le fibroscope, le patient doit s'efforcer de respirer calmement, et ne pas essayer d'avaler sa salive, car cela peut lui donner envie de tousser. Une infirmière maintient en place un protège-dents.

L'examen dure 10 minutes environ, un peu plus si le médecin effectue des prélèvements. L'insufflation d'air entraîne un ballonnement abdominal passager, dont il n'y a pas lieu de s'inquiéter.

Par ailleurs, les personnes anxieuses peuvent recevoir un tranquillisant par injection intramusculaire.

La fibroscopie œso-gastro-duodénale, non douloureuse, est cependant désagréable.

Après l'examen

Le patient doit s'abstenir de boire pendant 1 heure au moins, car l'insensibilisation de l'arrière-gorge fait courir le risque d'avaler de travers.

Les résultats sont disponibles immédiatement, sauf en cas de biopsie (prélèvements transmis au laboratoire pour analyse).

→ pH-métrie œsophagienne

Qu'est-ce que c'est ? À quoi ça sert ?

Cela consiste à placer une électrode dans le bas de l'œsophage, afin d'apprécier l'importance et le nombre de reflux gastriques dans l'œsophage. Ce reflux existe toujours, mais il est peu important chez un patient en bonne santé, et le liquide gastrique acide est rapidement éliminé de l'œsophage grâce aux contractions.

Indications de prescription

Le médecin prescrit cet examen :

- en cas de brûlures remontant derrière le sternum, et survenant lors de diverses positions (penché en avant, allongé), pour confirmer l'existence de reflux, ou s'il envisage une cure chirurgicale anti-reflux ;
- en cas de toux nocturne, surtout chez un enfant.

Contre-indications

Il n'en existe aucune.

Comment se passe l'examen ?

Il se déroule en consultation externe, en salle d'endoscopie ou dans un cabinet d'examen, en présence d'un médecin spécialiste.

Le patient doit être à jeun.

Le médecin ou l'infirmière introduit par la narine du patient une sonde très fine, qui descend toute seule grâce aux mouvements de déglutition. (Le médecin détermine l'emplacement de la sonde en fonction du taux d'acidité.) La sonde est reliée à un petit appareil, qui enregistre l'acidité.

L'examen peut durer 3 ou 24 heures, si l'on cherche à apprécier l'importance du reflux au cours des activités d'une journée.

Non douloureuse, la pH-métrie œsophagienne entraîne cependant une gêne du fait de sa durée, et de la présence de la sonde.

En fin d'examen, le médecin débarrasse le patient de la sonde.

Après l'examen

Le patient peut reprendre immédiatement ses activités habituelles, et s'alimenter normalement.

Les résultats sont disponibles 2 ou 3 jours plus tard.

→ Manométrie œsophagienne

Qu'est-ce que c'est ?

La mise en place de sondes à des niveaux différents de l'œsophage permet de chiffrer la pression du sphincter inférieur au niveau du cardia et d'enregistrer les ondes de contraction de l'œsophage lors de la déglutition. Cet examen vient souvent en complément de l'étude de la pH-métrie.

À quoi ça sert ?

Il sert à dépister des troubles de la pression du sphincter inférieur de l'œsophage et, en particulier, à diagnostiquer une insuffisance de relâchement du cardia - une achalasie - qui peut entraîner une gêne importante au passage des aliments, voire un amaigrissement.

La manométrie œsophagienne permet également de dépister des spasmes diffus de l'œsophage, responsables de troubles de la déglutition.

Contre-indications

Il n'en existe aucune.

Comment se passe l'examen ?

L'examen s'effectue le plus souvent dans une salle d'endoscopie ou une pièce spécialisée. Le patient doit être à jeun depuis la veille au soir. Sa participation est essentielle pour avaler les trois tubes très fins ; ces tubes sont connectés à des capteurs de pression. Les changements de pression au cardia et le long de l'œsophage sont évalués lors des mouvements de déglutition. Cet examen est un peu désagréable mais non douloureux. Le patient peut ressentir quelques réflexes nauséeux au début de l'examen, lors du passage des sondes.

Après l'examen

Les résultats sont disponibles 4 à 6 jours après l'examen.

→ Heli Kit

(TEST DE DÉPISTAGE RESPIRATOIRE DE L'*HELICOBACTER PYLORI*)

Qu'est-ce que c'est ?

Il s'agit d'un test permettant de dépister une bactérie, l'*Helicobacter pylori*, responsable de pathologies gastro-duodénales, en particulier de l'ulcère. L'urée marquée au carbone 13 se transforme en gaz carbonique au contact d'un enzyme sécrété par l'*Helicobacter pylori*. La présence de gaz carbonique traduit la présence du germe.

À quoi ça sert ?

Ce test est demandé en fin de traitement pour vérifier la disparition du germe.

Contre-indications

Il n'en existe aucune.

Comment se passe l'examen ?

Le patient doit être à jeun, sans avoir fumé depuis la veille au soir. Il faut avoir cessé la prise de tout médicament réduisant la sécrétion gastrique acide depuis au moins 1 semaine, et toute antibiothérapie depuis 4 semaines.

Au laboratoire, le biologiste dilue de l'acide citrique dans de l'eau puis il fait absorber au patient, par voie buccale, un demi-verre de ce mélange. Ensuite, il le fait souffler dans deux tubes pour obtenir un premier prélèvement d'air expiré.

Le biologiste renouvelle la manœuvre après avoir ajouté dans le demi-verre restant de l'urée ; 30 minutes plus tard, le patient souffle à nouveau dans un tube, pour le deuxième prélèvement. Si ce dernier contient du gaz carbonique marqué, on estime que la bactérie est toujours présente.

Après l'examen

Les résultats peuvent être disponibles en 24 heures.

2 INTESTIN GRÊLE

→ Anticorps antigliadines

Qu'est-ce que c'est ?

Ces anticorps, normalement absents, sont présents dans la maladie cœliaque, une affection de l'intestin grêle caractérisée par une atrophie des villosités intestinales et qui entraîne une malabsorption des aliments. La maladie cœliaque est assez fréquente chez l'enfant (1 pour 4 000).

À quoi ça sert ?

D'une part, la présence de ces anticorps permet le diagnostic initial de la maladie, en montrant un taux élevé avec une grande spécificité ; d'autre part, la recherche des anticorps antigliadines permet de vérifier si le régime sans gluten, seule thérapeutique possible de la maladie, est bien respecté : en effet, dans ce cas, les anticorps disparaissent.

Comment se passe l'examen ?

Il s'agit d'un prélèvement sanguin.

Après l'examen

Les résultats sont disponibles de 4 à 7 jours plus tard.
Le seuil de positivité est de 25 UI/millilitre.

→ Transit baryté de l'intestin grêle

Qu'est-ce que c'est ?

Cet examen radiologique permet d'étudier la morphologie de l'intestin grêle, par l'absorption (voie buccale) de baryte, un produit opaque aux rayons X. Le radiologue suit la progression de la baryte en radioscopie, et prend régulièrement des clichés au moment où la baryte franchit 1'estomac jusqu'à ce qu'elle atteigne le gros intestin (région iléo-cæcale).

À quoi ça sert ?

Le transit baryté permet de :
- détecter une anomalie de la paroi du jéjunum (première partie de l'intestin grêle) ou de celle de l'iléon (partie de l'intestin grêle située entre le jéjunum et le gros intestin) ;
- dépister la présence d'un obstacle sur l'intestin grêle.

Indications de prescription

Le médecin prescrit rarement cet examen, car les maladies atteignant l'intestin grêle restent peu fréquentes. Cet examen peut aider au diagnostic de différentes affections :
- la maladie de Crohn, une maladie ulcéreuse bénigne mais chronique, qui peut toucher tout le tube digestif, et en particulier la partie terminale de l'intestin grêle ;
- la maladie cœliaque, en rapport avec une atrophie des villosités intestinales, entraînant une mauvaise absorption des aliments ;
- la tuberculose iléo-cæcale, rare ;
- des tumeurs bénignes ou malignes, tout aussi rares ;
- des sténoses, par brides ou par inflammation (radiothérapiques, par exemple).

Contre-indications

La grossesse constitue la seule contre-indication. Pour les femmes, il vaut donc mieux pratiquer cet examen au cours des 10 premiers jours du cycle menstruel.

Le patient ne doit avoir subi aucune radiographie impliquant l'utilisation d'un produit de contraste au cours des 6 jours précédents.

Comment se passe l'examen ?

Il s'effectue en consultation externe, en salle de radiographie, en présence d'un médecin et d'un technicien.

Le patient doit être à jeun depuis 8 heures, sans boire ni fumer. Et si les lavements évacuateurs sont contre-indiqués, certains radiologues demandent au patient de prendre des laxatifs les jours précédents.

L'examen peut se dérouler de trois manières différentes.

1. Le radiologue donne la baryte au patient par petites quantités (de 50 à 100 millilitres). Cela assure une exploration satisfaisante de l'intestin grêle, anse par anse, mais l'examen dure longtemps (de 2 à 6 heures), car les clichés sont pris toutes les demi-heures.
2. Le patient absorbe une grande quantité de baryte en une fois (de 200 à 400 millilitres). L'examen dure alors moins longtemps : de 2 à 3 heures. Le radiologue utilise des ballons de compression pour dégager les anses à observer ; il peut aussi procéder à des injections intraveineuses de produits destinés à modifier le comportement de l'intestin grêle.
3. Une variante technique consiste à introduire par le nez une sonde, qui descend ensuite jusqu'au duodénum. La baryte atteint l'intestin grêle en 2 minutes, et l'opacifie en 15 à 30 minutes. La plus grande rapidité d'exécution compense le désagrément causé par la pose d'une sonde.

La baryte, liquide blanchâtre un peu épais, a un goût fade. Le patient l'absorbe en position assise puis reste allongé 10 minutes, légèrement penché vers la droite pour en faciliter la progression.

Cet examen tout à fait indolore – avec les deux premières techniques – présente un seul inconvénient : sa durée. Il faut s'armer de patience... ou emporter de la lecture !

Après l'examen

Le patient peut reprendre immédiatement ses activités habituelles et s'alimenter normalement. Pendant 48 heures, il éliminera des selles blanches.

Les résultats sont disponibles le lendemain.

→ Entéroscopie

Qu'est-ce que c'est ?

Il s'agit de l'exploration endoscopique du début de l'intestin grêle. Cet examen fait appel à un fibroscope, tube souple, semblable à celui utilisé pour la fibroscopie œsogastrique (*voir* Fibroscopie œsogastrique), mais beaucoup plus long pour dépasser le duodénum et atteindre l'intestin grêle.

À quoi ça sert ?

Cet examen est indiqué principalement :
- pour rechercher la cause d'une hémorragie digestive, jusque-là d'étiologie inexpliquée, par l'exploration endoscopique haute et basse du tube digestif ;
- pour pratiquer des prélèvements dans le cadre d'une maladie chronique de l'intestin grêle, la maladie cœliaque par exemple.

Contre-indications

Ce sont les mêmes que celles de la fibroscopie œsogastrique, auxquelles s'ajoutent celles de l'anesthésie générale si elle est envisagée.

Comment se passe l'examen ?

L'examen durant plus longtemps qu'une fibroscopie œsogastrique, il peut être réalisé sous anesthésie générale. Pour le reste, il se déroule de la même manière qu'une fibroscopie œsogastrique.

Après l'examen

Les résultats sont disponibles immédiatement, sauf pour les prélèvements pour lesquels il faut attendre 4 à 5 jours.

→ Vidéo-capsule

Qu'est-ce que c'est ?

Il s'agit d'une avancée technologique dans l'exploration de l'intestin grêle. Dans une même capsule de très petite taille ont été rassemblés trois éléments :

- une puce électronique capable de fournir une image semblable à celle d'une caméra ;
- un système de transmission de l'image ;
- une batterie permettant une consommation faible d'énergie.

L'ensemble fonctionne comme une micro-caméra autonome qui filmerait l'intestin et transmettrait l'image à distance.

La capsule, absorbée par voie buccale comme la gélule d'un médicament - elle est à peine plus grosse -, donne pendant son trajet dans l'intestin un champ de vision de 140 degrés. Les signaux qu'elle transmet sont recueillis par des capteurs placés sur la peau au contact de l'abdomen. Et le tout est transmis à un enregistreur de haute fréquence contenu dans un boîtier dont le contenu est transféré à une station de travail.

À quoi ça sert ?

Cet examen sert d'abord à rechercher la cause d'une hémorragie digestive inexpliquée par les explorations endoscopiques haute et basse traditionnelles.

Il est utilisé aussi dans le diagnostic de maladie inflammatoire chronique de l'intestin grêle, dans la maladie cœliaque et dans la surveillance de la polypose familiale.

Contre-indications

Cet examen est contre-indiqué si l'on suspecte une sténose sur l'intestin, car il y aurait alors risque de blocage de la capsule. Il l'est aussi chez les patients porteurs de *pacemaker*.

Par ailleurs, il n'a pas été validé chez la femme enceinte.

Comment se passe l'examen ?

Le patient ne doit pas avoir pris de traitement à base de fer depuis 10 jours, et être à jeun depuis 12 heures. Une préparation analogue à celle de la coloscopie est conseillée.

Après avoir été sortie de son emballage, la vidéo-capsule est activée, puis le patient l'avale avec un peu d'eau. La prise de repas est autorisée 2 et 4 heures après son absorption.

Huit heures après l'ingestion, les capteurs disposés sur l'abdomen sont récupérés. L'élimination de la capsule dans les selles se fait dans les 72 heures.

La bande magnétique enregistrée est visualisée par un médecin spécialiste : cette lecture demande 30 minutes environ.

Après l'examen

Les résultats sont disponibles en 3 à 7 jours.

3 CÔLON

→ Recherche de sang dans les selles

Qu'est-ce que c'est ?

Il s'agit d'un test effectué sur les selles, au moyen d'une réaction chimique, à l'aide d'un buvard spécial vendu en pharmacie (le plus couramment utilisé est l'Hémocult).

À quoi ça sert ?

Ce test a pour but de mettre en évidence un saignement intérieur, caché, se produisant en un point du tube digestif. Il est proposé pour dépister les porteurs de polypes, voire de cancers intestinaux.

Contre-indications

Il n'en existe aucune.

Comment se passe l'examen ?

Durant les 3 jours précédant le test, le patient doit suivre un régime sans viande, ne pas se brosser les dents ni prendre d'aspirine.

Après avoir acheté en pharmacie la tablette spéciale, le patient étale dessus à l'aide d'une spatule une petite quantité de selles ; cela peut se faire à domicile. Si l'adjonction en laboratoire, par la suite, d'eau oxygénée fait apparaître une couleur bleue, cela signale la présence de sang.

Après l'examen

Les résultats sont disponibles en 48 heures.

→ Antigène carcino-embryonnaire (ACE)

Qu'est-ce que c'est ?

Cela consiste à mesurer dans le sang le taux d'antigène carcino-embryonnaire (ACE).

L'antigène carcino-embryonnaire est une protéine sécrétée par les cellules des glandes se trouvant dans la paroi du tube digestif.

À quoi ça sert ?

Ce dosage n'a pas pour objectif principal le dépistage d'une tumeur digestive, car il n'est pas spécifique de ces affections ; de plus, l'élévation du taux d'ACE est loin d'être constante.

Le dosage d'ACE se révèle utile surtout lorsque le taux en était élevé avant l'intervention chirurgicale, pour dépister une récidive.

Comment se passe l'examen ?

Il s'agit d'un prélèvement sanguin.

Après l'examen

Les résultats sont disponibles 8 jours plus tard.

Chez une personne en bonne santé, le taux d'ACE, faible, reste inférieur à 5 ng/millilitre chez l'homme ; 7.5 ng/millilitre chez la femme.

En cas de tumeur du tube digestif, et surtout du côlon, ce taux atteint des valeurs supérieures à 10 ng/millilitre.

Remarque : le tabagisme peut modifier un peu le taux d'ACE, l'augmenter dans des proportions modérées (moins de 20 ng/millilitre).

→ Coloscopie

Qu'est-ce que c'est ?

Cet examen consiste à explorer tout le gros intestin (rectum et côlon) au moyen d'un tube souple, assez semblable au fibroscope œso-gastro-duodénal, mais plus long et d'un diamètre plus important (10 millimètres). Dans le coloscope, un canal permet le passage d'une pince à biopsie et l'introduction d'une anse diathermique, instrument servant à l'élimination des polypes éventuels.

À quoi ça sert ?

Plus précise que le lavement baryté, la coloscopie donne une vue plus nette de la paroi colique, permettant ainsi le dépistage de certaines lésions peu visibles sur une radio, par exemple une inflammation de la paroi, une ulcération superficielle, une anomalie vasculaire.

La coloscopie permet aussi de :
- prélever du tissu sur les zones malades (biopsie) ;
- repérer des polypes et, dans le même temps, d'en effectuer l'ablation (sans recourir à une intervention chirurgicale), au moyen d'une anse diathermique : les polypes sont alors serrés à leur base et sectionnés par le courant électrique traversant l'anse.

La coloscopie donne également des renseignements sur la dernière anse du petit intestin, la partie terminale de l'intestin grêle, l'iléon.

Indications de prescription

Le médecin prescrit une coloscopie :
- en cas de diarrhée chronique importante ;
- pour repérer et enlever un (ou des) polype(s) ; dans ce cas, une analyse sanguine sera prescrite auparavant, pour disposer de ces résultats le jour de l'examen ;
- en cas d'hémorragie par l'anus (rectorragie), surtout si le patient a plus de 40 ans ;
- si un lavement baryté n'a pas donné d'indications assez précises, afin de repérer une lésion et de pratiquer des biopsies.

Contre-indications

La coloscopie est contre-indiquée :
- en cas d'infection aiguë d'un diverticule de la paroi ;
- si des ulcérations importantes de la paroi entraînent un risque de perforation.

Comment se passe l'examen ?

Il se déroule différemment selon qu'il s'agit d'une coloscopie courte (jusqu'au côlon gauche) ou complète (impliquant le passage des angles formés par l'intestin).

La coloscopie courte peut s'effectuer en consultation externe. La coloscopie complète implique une structure hospitalière, et le plus souvent une hospitalisation de jour pour l'anesthésie générale. L'examen se déroule en présence d'un médecin spécialiste, d'une infirmière et d'un anesthésiste.

La préparation commence 8 à 12 heures avant l'examen et provoque une diarrhée qui interdit toute activité. Il vaut d'ailleurs mieux se faire accompagner.

Si l'examen s'effectue sous anesthésie générale, le patient doit être à jeun ; sinon, il peut prendre un petit déjeuner.

Pour nettoyer le côlon, le patient doit absorber en 45 minutes 2 litres d'une préparation spéciale vendue en pharmacie (le plus souvent, du PEG). L'ajout de jus de citron, en petite quantité, donne à cette potion un goût plus agréable. Après absorption de ce produit, le patient va plusieurs fois à la selle (3 à 6 fois environ). Il ne faut pas hésiter à y aller jusqu'au dernier moment : ainsi, le côlon sera plus propre, et l'examen facilité.

Si la coloscopie a pour but de rechercher des polypes pour les éliminer, le patient doit apporter les résultats de l'analyse sanguine (coagulation) prescrite au préalable.

Juste avant la coloscopie, une infirmière place sur le bras gauche du patient une perfusion afin d'injecter, en cours d'examen, des antispasmodiques et des tranquillisants si nécessaire.

La coloscopie courte n'implique pas d'anesthésie. La coloscopie complète peut s'effectuer sans anesthésie générale, mais avec administration de tranquillisants et en faisant respirer au patient un gaz (le Kalinox®) qui réduit les phénomènes douloureux et a un effet hilarant et amnésiant. L'anesthésie générale, qui se justifie surtout si le patient craint la douleur, ne nécessite pas l'intubation.

Le patient s'allonge sur le côté gauche. Le médecin introduit le coloscope par l'anus et insuffle de l'air en petite quantité pour distendre le côlon. Il examine l'intestin pendant toute la progression du tube, que des changements de position du patient peuvent aider. Un patient non anesthésié doit signaler immédiatement l'apparition de douleurs : le retrait momentané du tube les supprime aussitôt.

Le coloscope franchit successivement le côlon sigmoïde et le gauche, puis le côlon transverse et le droit - la coloscopie courte s'arrête au côlon gauche. Lors du retrait de l'appareil, le médecin observe plus en détail le côlon, et complète l'examen.

Si une polypectomie (ablation des polypes) s'impose, une infirmière place sur la cuisse du patient une plaque de sécurité, en métal et caoutchouc, qui transmet le courant à l'anse diathermique, sans danger aucun pour le patient, bien évidemment. En général, un petit lavement suffit ensuite à évacuer le (ou les) polype(s).

La préparation à l'examen est désagréable et fatigante si la coloscopie est faite sous anesthésie générale ; sous Kalinox®, il faut respirer calmement dans son masque, tenu par un infirmier, et prévenir en cas de douleur. L'anesthésie générale évite une souffrance inutile mais impose une surveillance après l'examen, et que le patient soit accompagné. Une coloscopie effectuée sous Kalinox® ne présente pas ces inconvénients.

Après l'examen

Le patient doit aller à la selle pour éliminer l'air insufflé. Après un examen pratiqué sous Kalinox®, il peut quitter l'hôpital immédiatement. En cas d'anesthésie générale, il ne doit pas repartir seul. Il faut de toute façon éviter de conduire pendant 3 heures au moins, à cause des tranquillisants injectés.

Le patient peut s'alimenter dès qu'il le souhaite.

S'il reste hospitalisé à la suite d'une ablation de polype(s), le patient doit surveiller ses selles si le (ou les) polype(s) n'a (n'ont) pas été retrouvé(s) juste après l'examen.

Les résultats sont disponibles immédiatement.

→ Coloscopie virtuelle

Qu'est-ce que c'est ?

Contrairement à la coloscopie endoscopique, la coloscopie virtuelle n'est pas intrusive. Il s'agit d'un examen radiologique faisant appel aux utilisations les plus sophistiquées du scanner ; il permet, grâce à une manipulation informatique, une reconstitution artificielle du côlon en trois dimensions.

À quoi ça sert ?

La coloscopie virtuelle permet d'obtenir une image fiable et nette du côlon en trois dimensions. Ne nécessitant pas d'anesthésie, elle peut donc se réaliser en toutes circonstances, et ce quel que soit l'âge du patient.

La coloscopie virtuelle cherche encore sa place au sein des explorations du côlon. Mais outre l'indéniable avantage de la simplicité, et d'être réalisable quel que soit l'état du patient, elle permet de diagnostiquer les principales pathologies du côlon : diverticule, maladie inflammatoire chronique (maladie de Crohn, ou rectocolite ulcéro-hémorragique), ainsi que la pathologie tumorale bénigne (polype) ou maligne (cancer). Toutefois, sa sensibilité diagnostique est moindre que celle de la coloscopie endoscopique. De plus, elle présente seulement un intérêt diagnostic, car elle ne permet pas de réaliser de geste biopsique ou thérapeutique.

Le scanner exige une certaine coopération du malade : pour les personnes agitées, nerveuses, angoissées, ou souffrant de claustrophobie, la prise d'un tranquillisant avant l'examen peut se révéler utile.

Contre-indications

Une allergie à l'iode nécessite le respect de toutes les précautions d'usage.

Comment se passe l'examen ?

La coloscopie virtuelle se déroule exactement comme un scanner abdominal (*voir* Scanner abdominal).

Ensuite, le radiologue transforme les images planes obtenues au cours de l'examen en images virtuelles en trois dimensions.

Après l'examen

Le résultat est disponible dans un délai de 3 à 7 jours.

→ Lavement baryté standard

Qu'est-ce que c'est ?

Cet examen consiste en une radiographie du rectum et du côlon (gros intestin) effectuée après les avoir remplis par lavement avec un produit opaque aux rayons X, la baryte. La progression de la baryte est suivie en radioscopie, et le médecin radiologue exécute régulièrement des clichés du côlon (le tout ou une partie).

À quoi ça sert ?

Peu agressif et le plus souvent facile à réaliser, le lavement baryté reste un examen moins fiable que la coloscopie, et ne permet pas d'effectuer des biopsies (prélèvements de tissu). Il est réservé surtout aux contre-indications de la coloscopie (personnes très âgées).

Les différents clichés pris durant l'examen portent sur : le rectum ; le sigmoïde, qui forme habituellement une boucle, les angles gauche et droit ; le cæcum. Certains clichés concernent l'ensemble du côlon.

Le lavement baryté permet de découvrir :
- des tumeurs bénignes (polypes) ou malignes ;
- des diverticules (petites poches dans la paroi intestinale) ;
- des ulcérations ;
- des anomalies morphologiques de l'intestin grêle terminal.

Indications de prescription

Bien que la coloscopie en réduise les indications, le lavement baryté peut être prescrit surtout chez les patient âgés ou fatigués en cas :
- de troubles du transit (constipation, diarrhée ou alternance des deux), surtout d'apparition récente ;
- d'élimination de sang dans les selles (rectorragie) ;
- d'amaigrissement inexpliqué ou d'anémie.

Contre-indications

La suspicion d'une perforation d'un viscère constitue la seule contre-indication réelle.

Le patient ne doit pas avoir subi, au cours des 4 jours précédents, de rectoscopie avec prélèvement.

Comment se passe l'examen ?

Il se pratique en consultation externe, dans une salle de radiologie, en présence d'un médecin spécialiste.

Il exige une sérieuse préparation, qui varie selon le radiologue et l'état du patient : les personnes âgées, alitées ou constipées doivent bénéficier d'une préparation plus importante.

Dans tous les cas, la préparation a pour but de nettoyer complètement le côlon. Il existe plusieurs méthodes :
- un régime sans résidu : pendant les 3 jours qui précèdent l'examen, il faut supprimer tous les légumes verts, les crudités, les fruits, les pâtisseries et le pain, ainsi que la viande rouge. Ce régime se révèle assez difficile à suivre pour une personne en activité ;
- les laxatifs, par exemple le sulfate de magnésie, la Péristaltine®. Des préparations toutes faites sont vendues en pharmacie, par exemple le X-Prep® ; elles provoquent une diarrhée importante, indispensable pour obtenir un côlon propre.

Il faut effectuer un lavement la veille au soir (de même que les produits, le matériel est vendu en pharmacie) et le matin de l'examen, 3 heures avant. Pour que le lavement soit efficace, il faut au moins 1,5 à 2 litres d'eau tiède.

Faut-il être à jeun ? La veille au soir, le patient peut s'alimenter normalement et, le matin de l'examen, boire du café ou du thé ou un jus de fruits, mais en restant à jeun, sauf en cas de rendez-vous l'après-midi : il peut alors prendre un déjeuner léger.

L'examen proprement dit se déroule en deux temps. D'abord, le patient s'allonge sur la table de radiologie. Le radiologue ou la manipulatrice place une sonde rectale souple puis commence l'injection de baryte à faible pression - pour les personnes éprouvant des difficultés à retenir le lavement, le radiologue utilise une sonde munie d'un ballonnet, gonflé ensuite dans le rectum. Le médecin suit sur un écran la progression de la baryte dans l'organisme. Il demande au patient de changer de position durant l'examen, afin d'obtenir une opacification correcte de l'ensemble du côlon. La première phase de l'examen dure de 10 à 15 minutes. Le patient doit ensuite aller aux toilettes pour évacuer la baryte, puis le radiologue prend un dernier cliché après l'évacuation.

L'examen complet dure de 30 à 45 minutes. Il n'est pas plus douloureux qu'un grand lavement, mais sa préparation est désagréable : mauvais goût du sulfate de magnésie, inconfort causé par la diarrhée (importante, et qui peut gêner le sommeil). Peu douloureux, cet examen est cependant fatigant, spécialement pour les personnes âgées.

Après l'examen

Le patient ne doit pas hésiter à retourner à la selle avant son départ, afin d'éviter toute gêne pendant le trajet du retour. Il doit se reposer, peut s'alimenter normalement, et penser à boire de l'eau en grande quantité.

Les résultats sont disponibles le lendemain.

→ Lavement baryté en double contraste

Qu'est-ce que c'est ?

Très proche du lavement baryté simple, dont il constitue une version améliorée, cet examen donne des images plus nettes et plus fines du côlon : la baryte, en se collant à la paroi, la dessine ; l'insufflation d'air radio-transparent distend l'intestin.

À quoi ça sert ?

Le lavement baryté en double contraste permet de détecter de petites lésions de la paroi (par exemple, des ulcérations) et des polypes, difficiles à voir avec le lavement baryté simple.

Comment se passe l'examen ?

Pour l'essentiel, il se déroule de la même manière que le lavement baryté simple, mais la préparation en est beaucoup plus stricte : le plus souvent, elle associe régime, laxatifs et lavements. De plus, au cours de cet examen, le médecin pratique une insufflation de baryte épaisse et d'air : cela exige du patient une plus grande mobilité. Surtout, cela provoque de plus nombreux spasmes coliques (pendant l'insufflation d'air). Pour éviter au patient ces spasmes pénibles, il lui est souvent administré avant l'examen un antispasmodique par voie intraveineuse.

Plus douloureux que le précédent, cet examen donne en revanche de meilleurs résultats.

Après l'examen

Les résultats sont disponibles 4 à 5 jours plus tard.

4 ANUS, RECTUM

→ Anuscopie, rectoscopie

Qu'est-ce que c'est ?

Cet examen consiste à introduire d'abord dans le canal anal puis dans le rectum (la partie terminale du gros intestin, en forme d'ampoule, qui sert de réservoir aux matières fécales) un anuscope et un rectoscope. Le premier, de 10 centimètres de long environ, a une forme évasée qui facilite son introduction. Le rectoscope est un tube cylindrique de 25 centimètres de long mais de plus petit diamètre. Sur ces deux instruments, se branche une source lumineuse.

À quoi ça sert ?

L'anuscope permet d'explorer le canal anal, et le rectoscope d'examiner le rectum et le début du sigmoïde, c'est-à-dire la jonction avec la portion supérieure du côlon.

L'anuscopie sert le plus souvent à diagnostiquer puis à traiter les hémorroïdes. L'examen permet d'en apprécier le volume ainsi que l'inflammation associée. En fonction des symptômes et de l'aspect des hémorroïdes, le médecin juge de la thérapeutique à appliquer : simple traitement anti-inflammatoire local (à base de suppositoires et/ou de pommade) ; sclérose des hémorroïdes par injection d'une substance spéciale sous la muqueuse anale ; ligature de l'hémorroïde si la veine est très dilatée ; traitement par cryothérapie (par le froid) ou par infrarouges, voire chirurgical.

La rectoscopie permet d'explorer l'ampoule rectale sur 20 à 25 centimètres et d'évaluer l'état de la paroi. En cas d'anomalie, le médecin peut pratiquer une biopsie (prélèvement de tissu à l'aide d'une pince spéciale). Ainsi peut-il établir le diagnostic de certaines maladies : tumeur bénigne ou maligne, maladies sexuellement transmissibles ou parasitaires, colite ulcéreuse, ulcération thermométrique, etc. Mais, de plus en plus souvent, la coloscopie courte remplace la rectoscopie.

Indications de prescription

Le médecin prescrit cet examen en cas :

- de trouble de transit, surtout s'il est récent ;
- d'élimination de sang par les selles (rectorragie) ;
- de toute douleur anale.

Comment se passe l'examen ?

Il s'effectue en consultation externe et n'implique pas d'être à jeun. Mais l'ampoule rectale doit être vide et cela exige une réelle préparation : un lavement la veille au soir et le matin, le plus souvent à l'aide d'une préparation vendue en pharmacie (par exemple, lavement Normacol® ou Microlax®) la veille au soir et 2 heures avant l'exploration.

Il reste de toute façon indispensable d'aller à la selle juste avant l'examen. Ce dernier se déroule en présence d'un médecin et d'une infirmière. Le patient doit adopter la position génu-pectorale - à genoux, le tronc penché en avant -, la tête contre le lit et le dos tendu.

L'examen dure de 5 à 10 minutes et s'effectue en trois temps : un toucher rectal puis l'anuscopie et la rectoscopie.

L'examen n'est pas vraiment douloureux, mais la position en est inconfortable et l'effet psychologique toujours pénible.

Excepté en cas de fissure anale, l'anuscopie est indolore, de même que la rectoscopie lors de l'introduction du tube. Mais il peut survenir une douleur abdominale en fin d'exploration. L'immobilité totale évite tout risque de traumatisme de la muqueuse. Il faut donc s'appliquer à ne pas bouger durant l'exploration.

La sclérose d'hémorroïdes, qui s'effectue lors de l'examen si nécessaire, reste peu douloureuse ; mais elle peut provoquer, 30 minutes plus tard, une gêne anale persistant quelques heures, que la prise d'antalgiques stoppe.

La ligature d'hémorroïdes est indolore, mais il se peut qu'une douleur survienne 4 à 12 heures plus tard. Au-delà, une nouvelle consultation s'impose.

Après l'examen

Le patient doit aller à la selle tout de suite après, afin d'éliminer l'air éventuellement insufflé au cours de l'examen.

Les résultats sont disponibles immédiatement.

→ Scotch test anal

Qu'est-ce que c'est ?

Cela consiste à recueillir, à l'aide d'un morceau de Scotch, des œufs pondus sur la marge de l'anus par un ver très répandu, l'oxyure.

À quoi ça sert ?

Cet examen se révèle particulièrement utile pour le diagnostic d'oxyure, qui se caractérise par des démangeaisons anales nocturnes. En effet, les femelles pondent la nuit sur la marge anale : il faut donc pratiquer ce test le matin au réveil, et éventuellement le renouveler.

Comment se passe l'examen ?

Le matin, il faut appliquer sur l'anus (en le déplissant) une bande adhésive transparente, face collante contre la peau. Pour plus de facilité d'exécution, on peut enrouler le Scotch, face collante vers l'extérieur, sur un tube. Après prélèvement, la bande adhésive doit être collée sur une lame, puis transmise à un laboratoire pour un examen au microscope.

Après l'examen

Les résultats sont disponibles le lendemain.

5

Foie, voies biliaires et pancréas

1 Foie et voies biliaires avec vésicule p. 103

2 Auto-anticorps hépatiques p. 115

Le foie est un organe placé en dérivation sur la circulation sanguine. Le sang lui arrive de la rate et des veines intestinales par l'intermédiaire d'une grosse veine, la veine porte. Dans le foie, les branches de la veine porte se subdivisent pour permettre le passage du sang dans les cellules hépatiques : là, comme des ouvriers à la chaîne, elles suppriment les toxines et déposent des protéines. Le sang quitte le foie par les veines sus-hépatiques, qui rejoignent la circulation cave et le cœur.

La bile formée dans le foie s'évacue par le canal hépatique, puis stagne dans la vésicule. Elle rejoint l'intestin par l'intermédiaire du canal cholédoque, par un orifice commun avec le canal de Wirsung : par celui-ci, s'écoule le suc pancréatique indispensable à la digestion.

Les maladies du foie peuvent provenir de l'absorption de substances toxiques (alcool, certains médicaments), d'infections virales ou bactériennes, de tumeurs.

Les maladies des voies biliaires sont principalement liées à la formation de calculs dans la vésicule et à leur migration dans le canal cholédoque.

Le pancréas peut s'enflammer et se nécroser (pancréatite), sous l'action de l'alcool ou lors du passage d'un calcul. Le cancer en est la seconde maladie.

L'exploration du foie et des voies biliaires commence toujours, aujourd'hui, par des examens biologiques (dosage des transaminases, des phosphatases alcalines et des gamma GT) et par une échographie.

Le scanner abdominal complète les investigations pour le foie, mais se révèle d'un intérêt moindre pour les voies biliaires. La cholangio-IRM donne une bonne image des voies biliaires.

La biopsie du foie reste un examen important, pour déterminer la structure du tissu hépatique. Des explorations biologiques et le Fibroscan visent à la remplacer.

L'exploration du pancréas s'effectue au moyen de dosages sanguins, de l'échographie (pas toujours réalisable à cause de la présence de gaz) et surtout du scanner, qui en donne une image très précise.

La cœlioscopie permet l'exploration du péritoine, enveloppe entourant tous les organes de l'abdomen.

→ Transaminases ASAT et ALAT

Qu'est-ce que c'est ?

Cet examen consiste à doser deux enzymes libérés dans la circulation sanguine à partir du foie.

À quoi ça sert ?

La variation du taux de transaminases permet d'établir le diagnostic de maladies du foie :
- une augmentation modérée s'observe dans une atteinte alcoolique du foie ;
- des taux très élevés (taux au moins 10 fois plus élevé que la normale), et de façon prolongée, indiquent une hépatite virale, ou certaines hépatites médicamenteuses ;
- des taux très élevés, de façon brève, peuvent indiquer la migration d'un calcul de la vésicule dans la voie biliaire principale.

Remarque : il faut savoir qu'une élévation isolée des transaminases ASAT peut correspondre à une pathologie musculaire. Elle peut aider à établir le diagnostic d'infarctus du myocarde : le taux augmente à partir de la 6e heure, atteint un maximum en 24 heures pour redevenir normal en 4 jours.

Comment se passe l'examen ?

Il s'agit d'un prélèvement sanguin.

Après l'examen

Les résultats sont disponibles en 24 heures.
Les taux normaux sont inférieurs à 40 UI/litre.

→ Phosphatases alcalines

Qu'est-ce que c'est ?

Cet examen consiste à doser le taux de phosphatases alcalines - des enzymes synthétisés principalement par l'os et éliminés dans la bile - dans l'organisme.

À quoi ça sert ?

Ce dosage permet de dépister certaines affections hépatiques ou osseuses.

Le taux de phosphatases alcalines augmente au cours du processus de construction osseuse, normale ou non : par exemple, au décours d'une fracture, d'une maladie de Paget, et de certaines tumeurs osseuses. Dans ces cas, le taux des phosphatases alcalines augmente seul.

Si l'on constate en même temps un accroissement du taux d'enzymes fabriqués dans le foie, les gamma GT, cela indique une affection non plus osseuse mais hépatique. Ce peut être :
- une obstruction sur une voie biliaire (intra- ou extra-hépatique) ;
- une hépatite due à des médicaments ;
- certaines tumeurs du foie.

L'augmentation du taux de phosphatases alcalines reste en général modérée. Un taux multiplié par deux ou trois est vraiment anormal.

Comment se passe l'examen ?

Il s'agit d'un prélèvement sanguin.

Après l'examen

Chaque laboratoire dispose de normes de référence : il faut donc leur demander d'indiquer, outre les résultats de l'analyse, leurs taux normaux.

→ Gamma GT (Gamma Glutamyl Transpeptidase)

Qu'est-ce que c'est ?

Cela consiste à doser dans le plasma le taux d'enzymes gamma GT, présents dans de nombreux tissus mais en grande quantité seulement dans les reins et, surtout, le foie.

À quoi ça sert ?

Ce dosage se révèle essentiel dans l'exploration du foie et pour établir un diagnostic d'alcoolisme chronique.

Le taux de gamma GT est, par ailleurs, élevé dans toute maladie de foie avec stase de bile ou destruction de cellules hépatiques, par exemple : atteinte du foie par certains médicaments ; obstruction biliaire chronique ; tumeurs du foie. Les taux les plus élevés s'observent en cas de foie alcoolique aigu.

Comment se passe l'examen ?

Il s'agit d'un prélèvement sanguin.

Après l'examen

Les taux normaux moyens sont :
- de 15 à 25 UI/litre pour l'homme ;
- de 25 à 37 UI/litre pour la femme.

Remarque : les enquêtes systématiques ont permis de mettre en évidence le fait que certaines personnes ont un taux de gamma GT supérieur à la normale (de 2 à 5 fois plus), et ce de manière stable, sans pathologie associée.

→ Amylasémie

Qu'est-ce que c'est ?

Cela consiste à déterminer le taux d'amylase dans le sang. L'amylase est un enzyme présent dans le pancréas et les glandes salivaires.

À quoi ça sert ?

L'élévation du taux d'amylase indique une inflammation ou une nécrose. Ce taux augmente :
- principalement en cas de poussées de pancréatite aiguë, que suggère une douleur abdominale intense ;
- au cours des oreillons, infection virale des glandes salines.

Comment se passe l'examen ?

Il s'agit d'un prélèvement sanguin.

Après l'examen

Les taux de référence variant selon les méthodes de dosage employées, le laboratoire doit fournir sa norme en même temps que les résultats.

→ Bilirubinémie

Qu'est-ce que c'est ?

La bilirubine vient de la dégradation de l'hémoglobine contenue dans les globules rouges. Cette substance (bilirubine libre) est modifiée dans le foie (bilirubine conjuguée), afin d'être par la suite éliminée dans la bile. Chez un individu sain, le taux de bilirubine dans le sérum est infime.

À quoi ça sert ?

Cet examen permet de détecter l'élévation du taux de bilirubine libre, qui s'observe principalement en cas de lyse des globules rouges, les hémolyses.

L'élévation du taux de bilirubine conjuguée dans le sérum intervient en cas de maladie du foie ou d'obstacle sur les voies biliaires.

Comment se passe l'examen ?

Il s'agit d'un prélèvement sanguin.

Après l'examen

Les résultats peuvent être disponibles en 24 heures.

Les taux de bilirubine totale (libre et conjuguée dans le sérum) varient entre 3 et 14 mg/litre, entre 5 et 24 µmol/litre.

→ Lipasémie

Qu'est-ce que c'est ? À quoi ça sert ?

La lipase est un enzyme digestif sécrété par le pancréas. Il est présent dans le sang à un taux très faible.

L'élévation du taux de lipase se produit en cas de souffrance de la glande pancréatique, et principalement au cours d'une pancréatite ou d'une lithiase de la voie biliaire principale. Le dosage, qui en est demandé en même temps que l'amylase, est plus spécifique.

Comment se passe l'examen ?

Il s'agit d'un prélèvement sanguin.

Après l'examen

Le résultat, habituellement disponible en 24 heures, peut être obtenu en une heure.

La valeur normale est inférieure à 240 UI/litre.

→ Marqueurs des virus B

Qu'est-ce que c'est ?

Le virus de l'hépatite B (contamination par le sang : hépatite transfusionnelle, ou « de la seringue ») se constitue de particules : l'une en forme de cocarde, les autres en forme de bâtonnets, visibles au microscope électronique.

Les bâtonnets et la surface de la cocarde possèdent une même structure, nommée « antigène de surface » ou HBs. La présence d'HBs dans le sérum indique celle du virus, ou sa persistance, dans l'organisme. La présence d'anticorps anti-HBs prouve que l'organisme s'est défendu contre le virus : l'anti-HBs annonce la guérison.

Au centre de la cocarde se trouve une autre structure, dite « cœur », ou HBc, impossible à mettre en évidence dans le sang. En revanche, les techniques actuelles permettent de retrouver l'anticorps contre l'HBc : l'anti-HBc. Sa découverte prouve la réaction de l'organisme contre la particule virale.

Enfin, il se trouve parfois sur le virus une structure antigénique supplémentaire, nommée « e », HBe. Sa présence constitue un élément de contagiosité et de réplication (mécanisme par lequel certaines molécules virales se divisent) du virus.

À quoi ça sert ?

Au cours d'une hépatite virale aiguë du virus B, il apparaît de l'antigène HBs, qui doit disparaître en deux mois environ pour affirmer la guérison. Sa persistance indique la possibilité d'une hépatite chronique.

La recherche d'antigènes HBs se révèle parfois positive chez des personnes ayant un foie sain : on les dit alors porteurs sains.

La présence d'anticorps HBs, preuve d'une réaction de l'organisme contre le virus, s'observe aussi après la vaccination.

La présence d'anticorps anti-HBc ne prouve que le contact, récent ou ancien, de l'organisme avec le virus.

L'antigène « e » ne se recherche qu'en présence de l'antigène HBs.

Remarque : le virus delta n'apparaît que chez les sujets porteurs de l'antigène HBs. Pour le détecter, on recherche les anticorps anti-delta.

Après l'examen

Les résultats sont obtenus en 2 à 8 jours, selon les laboratoires.

→ Marqueurs du virus A

Qu'est-ce que c'est ?

La détection du virus de l'hépatite A (hépatite épidémique, contamination orale) s'effectue en recherchant les anticorps fabriqués par l'organisme contre le virus A. Les anticorps IgM anti-A traduisent une infection récente, et les anticorps IgG, une infection ancienne.

À quoi ça sert ?

Cet examen sert à rattacher une jaunisse au virus de l'hépatite A ; celle-ci, dans sa forme habituelle, guérit toujours. La présence d'IgM anti-A permet d'affirmer que l'infection par virus A est en cours.

Comment se passe l'examen ?

Il s'agit d'une prise de sang.

Après l'examen

Les résultats sont disponibles en 3 à 5 jours, selon les laboratoires.

→ Marqueurs du virus C

Qu'est-ce que c'est ?

Le virus C constitue aujourd'hui la cause principale des hépatites chroniques, avec risque de cirrhose. L'infection est le plus souvent asymptomatique, et elle est souvent décelée à l'occasion de la découverte d'anomalies biologiques (élévation des transaminases).

À quoi ça sert ?

L'infection au virus C est dépistée par la recherche d'anticorps anti-C ; l'infection est confirmée par la recherche directe du virus C. Les chances de guérison sous traitement sont évaluées en partie en dosant la charge virale et en typant le génotype du virus.

Les tests sérologiques détectent les anticorps et donnent un diagnostic rétrospectif de l'infection.

La mise en évidence directe du virus C peut être qualitative, ce qui permet de savoir si l'organisme est infecté ou non ; l'autre, la charge virale, est quantitative, et évalue la quantité de virus libre présent dans le plasma. Cette recherche est habituellement couplée avec l'étude du génotype du virus, c'est-à-dire la catégorie de virus C à laquelle il appartient. Il existe six génotypes différents, qui ne réagissent pas au traitement de façon identique. L'étude de la charge virale s'effectue au moyen d'une technique appelée PCR *(Polymerase Chain Protein)*.

La recherche quantitative est essentielle pour décider du traitement, prévoir l'efficacité thérapeutique, affirmer la guérison et assurer la surveillance à distance.

Comment se passe l'examen ?

Il s'agit de prélèvements sanguins.

Après l'examen

Les résultats sont disponibles en 4 à 7 jours. Une sérologie positive avère la présence d'anticorps.

La charge virale quantitative est donnée en copies par millilitre ; on estime qu'une charge supérieure à 2 millions de copies par millilitre est élevée.

→ Anti-mitochondries, anti-muscles lisses, anti-réticulum endoplasmique (anti-LKM1)

Qu'est-ce que c'est ?

Certaines maladies sont caractérisées par l'apparition dans le sang d'anticorps dirigés contre ses propres éléments. Chez un sujet sain, ces substances sont indétectables.

À quoi ça sert ?

La présence d'auto-anticorps anti-mitochondries permet d'établir le diagnostic d'une maladie chronique du foie : la cirrhose biliaire primitive. Cette affection, contrairement à ce que suggère son nom, ne correspond pas obligatoirement à une cirrhose : celle-ci n'est que le stade avancé de la maladie.

Les auto-anticorps anti-muscles lisses et anti-réticulum endoplasmique (dits anti-LKM1) s'observent dans d'autres hépatites chroniques, dites auto-immunes.

Comment se passe l'examen ?

Il s'agit d'un prélèvement sanguin. Il n'est pas nécessaire d'être à jeun.

Après l'examen

Les résultats sont disponibles en 4 à 7 jours.

Les seuils de positivité varient selon les laboratoires. Plus le taux d'anticorps est élevé, plus le diagnostic est sûr.

→ Alpha-fœto-protéines

Qu'est-ce que c'est ?

C'est la principale protéine fœtale du sérum, synthétisée par le foie. Elle passe dans le sang de la mère, mais elle est absente normalement chez l'adulte.

À quoi ça sert ?

Cet examen est surtout utile pour détecter les cancers primitifs du foie. Il peut aussi servir à en surveiller l'évolution.

Un taux anormal d'alpha-fœto-protéines peut aussi s'observer dans certaines tumeurs testiculaires.

Comment se passe l'examen ?

Il s'agit d'un prélèvement sanguin.

Après l'examen

Les résultats sont disponibles dans un délai de 5 à 7 jours.

Le taux normal est inférieur 20 ng/millilitre. Il est normalement élevé chez la femme enceinte.

Un taux supérieur à 500 ng/millilitre est très évocateur du cancer primitif du foie. En présence d'un taux inférieur à ce chiffre, l'interprétation dépend du contexte.

→ Antigène CA 19-9

Qu'est-ce que c'est ?

L'antigène CA 19-9 est une molécule produite par les cellules tumorales de certains cancers digestifs.

À quoi ça sert ?

Cet examen est spécialement utile pour le diagnostic des cancers du pancréas. Mais ce marqueur n'est ni spécifique (un taux élevé peut être observé en cas d'autres cancers digestifs, et surtout en cas de jaunisse), ni assez sensible pour servir au dépistage. En revanche, il est utile pour suivre l'évolution.

Comment se passe l'examen ?

Il s'agit d'un prélèvement sanguin.

Après l'examen

Les résultats sont disponibles en 1 à 5 jours selon les laboratoires.
La valeur normale est inférieure à 40 UI/millilitre.

→ Électrophorèse des protéines plasmatiques

Qu'est-ce que c'est ?

Cette technique permet de dissocier les différentes protéines présentes dans le plasma : albumine et globulines (gammaglobulines, bêta-globulines, alpha 2 globulines, alpha 1 globulines). L'albumine est fabriquée dans le foie, et certaines globulines (les gammaglobulines) par les lymphocytes.

À quoi ça sert ?

Cet examen se révèle essentiel pour établir le bilan de nombreuses maladies.

Le taux d'albumine peut diminuer par insuffisance de fabrication (insuffisance hépatique) ou par excès d'élimination rénale ou digestive.

Le taux d'alpha 2 globulines s'élève, comme la vitesse de sédimentation, au cours de maladies inflammatoires de l'organisme.

La quantité de bêta-globulines augmente en cas de cirrhose.

La quantité de gammaglobulines, constituant les éléments de défense de l'organisme, peut avoir diminué depuis l'enfance (cas rare) ou à la suite d'une infection (le sida, par exemple). La quantité de gammaglobulines peut augmenter à la suite de stimulations antigéniques ou au cours d'une cirrhose.

Dans certaines affections rares (myélome, par exemple) dues à une hypersécrétion de gammaglobulines par certains lymphocytes, l'électrophorèse montre un pic étroit, correspondant à une catégorie de gammaglobulines.

Comment se passe l'examen ?

Il s'agit d'un prélèvement sanguin, déposé sur une bande de cellulose, puis soumis à un champ électrique favorisant la migration des protéines en fonction de leur charge électrique : leur dissociation permet de les peser.

Après l'examen

Les résultats sont disponibles 48 heures plus tard.

Rappelons les taux normaux :

- albumine : entre 35 et 45 g/litre ;
- gammaglobulines : entre 9 et 14 g/litre ;
- bêta-globulines : entre 6 et 9 g/litre ;
- alpha 2 globulines : entre 3 et 6 g/litre ;
- alpha 1 globulines : entre 1,5 et 3 g/litre.

→ Stéatorrhée

Qu'est-ce que c'est ?

Cet examen consiste à doser le taux de graisses éliminées dans les selles durant 24 heures, afin d'évaluer la capacité de l'organisme à digérer et absorber les lipides.

À quoi ça sert ?

Le taux de graisses fécales augmente si les lipides absorbés sont mal digérés. Comme cette digestion dépend de la lipase, un enzyme sécrété par la glande pancréatique, toute insuffisance pancréatique vraie s'accompagne d'une stéatorrhée. Le dosage des graisses dans les selles permet par la suite d'apprécier l'efficacité des extraits pancréatiques prescrits : la stéatorrhée doit redevenir normale.

Le dosage des graisses fécales se révèle également indispensable si l'organisme semble mal absorber les lipides. En effet, les graisses peuvent être digérées mais non absorbées, à cause d'une maladie de la paroi de l'intestin grêle. La répétition des dosages permet de suivre l'effet thérapeutique du traitement et d'affirmer la guérison de la maladie ou sa stabilisation.

Comment se passe l'examen ?

Le patient doit, durant 5 jours, consommer au moins 50 grammes de beurre par jour. Les 3 derniers jours, il dépose au laboratoire ses selles de la journée (dans une boîte en plastique fournie par le laboratoire).

Après l'examen

Les résultats sont disponibles en 5 à 7 jours.
Le taux de graisses fécales doit être inférieur à 5 g/24 heures.

→ Échographie abdominale

Qu'est-ce que c'est ?

Cette technique, dite non invasive, utilise les ultrasons. Émis à partir d'un bloc électrique générateur et transmis par une sonde d'exploration, le faisceau d'ondes sonores, tout à fait inoffensif, pénètre l'organisme. Les divers tissus reçoivent et transmettent différemment les ondes acoustiques : l'écho des ultrasons correspond au signal enregistré, quand l'onde retourne vers la sonde lors d'un changement de densité du tissu. Un appareil électronique traduit ces ondes en une image de l'organe, qui apparaît alors sur un écran ; il est possible de fixer cette image et de la photographier.

À quoi ça sert ?

L'échographie est un examen fondamental de l'exploration des organes en général, et de celle du foie et des voies biliaires en particulier. Pratiqué aujourd'hui en priorité (première intention), surtout en urgence, cet examen permet de voir aussi les reins, les ganglions profonds et le pancréas. La présence de gaz intestinaux peut gêner cette dernière exploration.

Indications de prescription

Le médecin prescrit une échographie abdominale en cas de :
- douleurs intenses de l'hypocondre droit ;
- gros foie douloureux, ou associé à des anomalies sanguines importantes ;
- palpation d'une masse abdominale.

Les indications, multiples, varient selon les organes concernés :
- foie : recherche de kyste, de tumeur bénigne ou maligne ;
- voies biliaires : recherche de calculs, de signes inflammatoires au niveau de la vésicule ;
- pancréas : recherche de signes inflammatoires, de nécroses ou de tumeurs.

Contre-indications

Il n'en existe pas. Mais le patient ne doit pas avoir subi d'examen impliquant l'utilisation de baryte au cours des jours précédents.

Comment se passe l'examen ?

Une échographie peut s'effectuer aussi bien à l'hôpital que chez un praticien, au cours d'une consultation ou en urgence, en présence d'un médecin assisté d'un aide.

Le patient doit être de préférence à jeun depuis 12 heures.

Le médecin applique sur la peau du patient un gel destiné à faciliter la réception et la transmission des ultrasons. Il déplace la sonde sur la peau et suit l'image sur un écran (scopie). Il débarrasse ensuite le patient du gel de contact.

Examen complètement indolore, une échographie dure 20 minutes environ.

Après l'examen

Le patient peut reprendre immédiatement ses activités habituelles.

Les résultats sont disponibles le lendemain, mais le médecin peut renseigner le patient dès la fin de l'examen.

→ Fibroscan

Qu'est-ce que c'est ?

Le Fibroscan permet l'étude de l'élasticité du foie en impulsant une vibration sur la peau à l'aide d'un vibreur et en calculant la vitesse de déplacement d'une onde grâce à un transducteur. Chaque coup de sonde permet d'étudier 3 centimètres carrés de la surface du foie.

À quoi ça sert ?

Plus un foie est fibreux, plus il est dur et plus son élasticité est mauvaise. Le Fibroscan est donc un excellent examen, non invasif, pour évaluer la fibrose du foie et diagnostiquer une cirrhose.

Contre-indications

Il n'en existe aucune.

Comment se passe l'examen ?

Non invasif, il est donc tout à fait indolore. Le patient est allongé; le médecin ou le technicien, placé sur sa droite, applique la sonde une vingtaine de fois, perpendiculairement à la paroi, dans les espaces intercostaux, et enregistre sur l'écran le degré d'élasticité. C'est un examen fiable qui permet dans nombre de cas d'éviter la biopsie du foie.

Après l'examen

Les résultats sont disponibles presque immédiatement.
Une échelle donne la correspondance en fibrose.

→ Scanner abdominal

Qu'est-ce que c'est ?

Le scanner, appareil très sophistiqué, utilise les rayons X. Un détecteur électronique (remplaçant le film photographique des appareils de radiographie) transforme les rayons X en un signal électrique.

Le scanner émet un fin faisceau de rayons X, tout autour du patient ; le détecteur électronique chiffre instantanément, avec une extrême précision, l'absorption des rayons X par les tissus. En fin de rotation de l'appareil, tous les chiffres enregistrés sont stockés dans une mémoire.

À partir de ces données, un calculateur reconstitue l'image en précisant la densité de chaque tissu, puis cette image apparaît sur un écran.

À quoi ça sert ?

Cet examen donne l'image de coupes transversales et/ou coronales (en forme de couronne) du corps humain, séparées les unes des autres de quelques centimètres. Sur ces coupes apparaissent toutes les structures anatomiques. Les tissus opaques aux rayons X (os) apparaissent en blanc, les tissus radio-transparents en sombre.

Sur une même coupe, on peut distinguer les muscles, les os, les vaisseaux, les organes creux et les pleins : le scanner en précise la densité. L'injection d'un produit de contraste permet une bonne visualisation des vaisseaux. Il est possible d'y associer une opacification du tube digestif (estomac, intestin grêle, côlon).

Indications de prescription

Le scanner abdominal se révèle particulièrement intéressant pour :
- préciser les caractères d'une tumeur hépatique ou pancréatique, de la rate ou des reins ;
- rechercher des lésions du tube digestif : ulcérations, cancer ;
- diagnostiquer les lésions inflammatoires : appendicite ;
- rechercher des signes d'inflammation ou de lésions au niveau du pancréas ;
- analyser les vaisseaux.

Contre-indications

Une allergie à l'iode implique le respect de toutes les précautions d'usage.

Le patient ne doit pas avoir subi, au cours des jours précédents, d'examen utilisant un produit baryté.

Par ailleurs, le scanner exige une certaine coopération du patient : les personnes agitées, très nerveuses ou anxieuses, peuvent prendre un tranquillisant avant l'examen pour l'aborder de façon plus détendue.

Comment se passe l'examen ?

Il se déroule en milieu hospitalier, en consultation externe, en présence d'un médecin radiologue et d'un technicien.

Le patient doit être à jeun, et apporter les produits demandés auparavant par le radiologue.

Dans la majorité des cas, le médecin a recours à un produit de contraste afin d'opacifier les vaisseaux. Une infirmière place alors une aiguille dans une veine du bras pour l'injection de ce produit.

Le patient repose sur le dos, tête posée sur un bloc de mousse, l'abdomen fixé par des sangles pour lui assurer une immobilité parfaite, indispensable à l'examen. Le cylindre de l'appareil entoure son corps.

Au moment de la prise des clichés, le radiologue demande au patient de ne pas parler ni respirer. La plupart du temps, il effectue une première série de clichés puis injecte au patient par perfusion un produit de contraste pour reprendre l'exploration. Cette injection (le radiologue prévient le patient) provoque parfois une désagréable sensation de chaleur dans le bras perfusé, ainsi qu'une bouffée de chaleur générale. Cette sensation pénible, heureusement très brève (quelques secondes), n'a rien d'inquiétant.

En cas d'exploration colique associée, une sonde est placée dans le rectum pour faire un lavement.

Le scanner, tout à fait indolore, paraît quand même désagréable, essentiellement à cause de l'immobilité prolongée pendant tout l'examen (de 15 à 45 minutes), de l'inconfort de la position (patient allongé sur un plan dur et étroit), de cette sensation de chaleur, fugace mais intense, et du fait que le patient peut se sentir « enfermé » : les personnes souffrant de claustrophobie supportent parfois assez mal cet examen ; un tranquillisant pris 4 heures auparavant aide à le tolérer.

Après l'examen

Le patient peut reprendre ses activités habituelles, boire et manger.

En cas d'injection intraveineuse du produit de contraste, il faut boire de l'eau en grande quantité, car l'élimination se fait par les reins.

Les résultats sont disponibles le lendemain.

→ Écho-endoscopie

Qu'est-ce que c'est ?

L'écho-endoscopie associe la technique de deux examens fondamentaux en gastro-entérologie : l'endoscopie et l'échographie. Il s'agit d'une sorte de petit échographe placé à l'extrémité d'un fibroscope, le plus souvent animé d'un mouvement rotatoire donnant une image circulaire de la paroi.

À quoi ça sert ?

L'écho-endoscopie est devenue l'examen le plus fiable pour l'exploration des voies biliaires et du pancréas. Elle permet également d'évaluer l'épaisseur des parois du tube digestif haut et bas, et de dépister une infiltration ou une lésion tumorale. Elle est utile pour la recherche d'adénopathie.

Contre-indications

Elles sont celles de l'anesthésie générale.

L'examen peut ne pas être réalisable en cas de sténose oesophagienne ou gastrique, et lors de certains montages chirurgicaux.

Comment se passe l'examen ?

L'écho-endoscopie est réalisée sous anesthésie générale par un médecin spécialiste. Comme pour toute anesthésie générale, le malade doit être vu au préalable par un médecin anesthésiste. Le patient doit être à jeun et ne pas avoir fumé depuis la veille au soir. L'examen s'effectue le plus souvent dans une salle au bloc opératoire. L'examen dure de 20 à 30 minutes.

Après l'examen

Le patient ne doit pas repartir seul, ni conduire dans les heures qui suivent. Il peut recommencer à s'alimenter 2 à 3 heures après l'examen.

Les résultats sont disponibles le lendemain.

→ Imagerie par résonance magnétique (IRM) foie et voies biliaires

Qu'est-ce que c'est ?

(*Voir* Imagerie par résonance magnétique du cerveau.)

À quoi ça sert ?

L'IRM donne des images du corps dans plusieurs directions, avec des informations physiques et chimiques sur les différents tissus qui le constituent. Aussi nettes que celles du scanner, ces images précisent mieux encore la densité des tissus.

Sans injection de produit de contraste, il est possible de visualiser les voies biliaires et de mettre en évidence un obstacle. Toutefois, la fiabilité est inférieure à celle de l'écho-endoscopie. Cet examen est intéressant en cas de contre-indication à l'écho-endoscopie, surtout chez les patients fragiles, car il est aisé à réaliser.

Indications de prescription

L'IRM est indiquée dans le diagnostic de certaines tumeurs hépatiques, dans l'exploration du pancréas, dans la recherche d'obstacle sur les voies biliaires ou bien de collection purulente.

Les renseignements fournis sont complémentaires de ceux du scanner.

Contre-indications

Cet examen est contre-indiqué pour :

- les porteurs de stimulateurs cardiaques *(pacemaker)*; de clips chirurgicaux et de prothèses métalliques ;
- toute personne souffrant de claustrophobie ; la prise d'un tranquillisant 1 heure avant l'examen aide à le supporter.

Comment se passe l'examen ?

L'IRM s'effectue en milieu hospitalier, en consultation externe, dans une salle close ; elle n'exige aucune préparation particulière.

Le patient est allongé, le corps immobilisé puis introduit dans un cylindre plus long que celui du scanner. Il ne doit pas bouger du tout pendant la prise des clichés, qui s'effectue beaucoup plus lentement qu'avec un scanner : l'examen dure 1 heure environ.

Indolore, l'IRM est un peu désagréable, en raison de l'immobilité forcée et prolongée, du bruit de la machine et, surtout, des accès de claustrophobie qu'elle peut déclencher. Un patient qui en souffre, ou l'appréhende, ne doit pas hésiter à le signaler et à demander un tranquillisant avant l'examen.

Après l'examen

Le patient peut reprendre immédiatement ses activités habituelles.

Les résultats sont disponibles 24 ou 48 heures plus tard.

→ PET Scan (tomographie par émission de positons)

Qu'est-ce que c'est ?

(*Voir* PET Scan pulmonaire.)

À quoi ça sert ?

Cet examen est devenu essentiel pour la détection de petits cancers, et surtout la surveillance des tumeurs primitive et secondaire du foie après traitement.

Comment se passe l'examen ?

Il se déroule en milieu hospitalier ou en clinique, en consultation externe, en présence d'un médecin spécialiste de médecine nucléaire ou d'un radiologue et d'un technicien.

Le patient doit être à jeun depuis 8 heures. Il est au repos, allongé sur le dos ; il doit s'être débarrassé de tous les objets pouvant gêner la visualisation des organes.

Une infirmière pose une perfusion de sérum physiologique au bras, par laquelle elle injecte le traceur (peu radioactif, soulignons-le). Il faut attendre une heure au repos complet, sans lire. Le reste de l'examen est semblable à un celui d'un scanner. Il dure 30 minutes environ. Le patient ne doit absolument pas bouger, afin que les images soient le plus nettes possible.

Mis à part sa durée et la mise en place de la perfusion, cet examen n'a rien de pénible. Cependant, comme pour le scanner, il ne faut pas souffrir de claustrophobie ; la prise d'un tranquillisant léger avant l'examen peut se révéler utile.

Contre-indications

Cet examen est contre-indiqué pour la femme enceinte. Les femmes en activité génitale doivent le signaler au médecin.

En cas de diabète, il faut que celui-ci soit bien contrôlé. Le patient passera alors l'examen en début d'après-midi, après avoir pris un petit déjeuner le matin et absorbé ses médicaments.

Après l'examen

Il faut éviter de prendre l'avion dans les heures qui suivent et de passer sous un appareil de détection, au risque de le faire sonner. Le patient doit se munir d'un certificat médical.

Les résultats sont disponibles en 1 à 3 jours.

→ Cholangiopancréatographie rétrograde endoscopique (CPRE)

Qu'est-ce que c'est ?

Cet examen utilise les techniques conjointes de l'endoscopie et de la radiographie.

La cholangiopancréatographie, ou CPRE, consiste à opacifier la voie biliaire principale, c'est-à-dire le cholédoque (canal amenant la bile du foie à l'intestin) ainsi que le canal pancréatique, aboutissant à l'intestin par la même embouchure que le cholédoque. Cette opacification s'obtient par l'injection d'un produit de contraste, effectuée à l'aide d'un cathéter (tube fin en plastique), mis en place dans les deux canaux - pancréatique et cholédoque - au cours d'une fibroscopie (le fibroscope utilisé présente la particularité de donner une vision latérale et non axiale, comme habituellement).

À quoi ça sert ?

La CPRE permet d'opacifier la voie biliaire afin de l'examiner, même en cas d'insuffisance hépatique ou d'ictère (jaunisse). Elle donne également une image du canal d'excrétion du pancréas (canal de Wirsung).

Elle est principalement utilisée aujourd'hui pour réaliser des gestes thérapeutiques :

- mise en place d'une prothèse biliaire (tube en plastique) en cas de rétrécissement du canal ;
- extraction de calculs biliaires se trouvant dans le cholédoque, après sphinctérotomie (en agrandissant sur quelques millimètres l'orifice duodénal de sortie au moyen d'une anse électrique).

Ces gestes thérapeutiques se pratiquent principalement en cas de contre-indication à une intervention chirurgicale, par exemple pour des personnes fragiles ou âgées.

Indications de prescription

Depuis l'apport de l'échographie, du scanner et surtout de l'écho-endoscopie, les indications de cet examen ont considérablement diminué. Mais la CPRE peut être indiquée :
- en cas d'ictère (jaunisse) d'origine inexpliquée ;
- en cas de maladie du pancréas, qu'elle soit seulement suspectée à cause de douleurs abdominales, ou certaine (dans ce cas, la CPRE précède le geste opératoire) ;
- essentiellement pour effectuer certains gestes thérapeutiques : extraction de calculs, pose de prothèse biliaire.

Contre-indications

La CPRE est contre-indiquée en cas de grossesse, et sur un patient ayant subi certaines interventions chirurgicales sur l'estomac : il faut penser à en informer le médecin.

Le patient ne doit pas avoir subi, au cours des 6 jours précédents, d'examen radiologique impliquant l'utilisation de produits de contraste.

Comment se passe l'examen ?

La CPRE s'effectue au cours d'une hospitalisation, en salle de radiographie, en présence d'une équipe médicale : un anesthésiste, un radiologue, un endoscopiste digestif et une infirmière.

La veille de l'examen, l'anesthésiste établit un bilan biologique, portant essentiellement sur le sang (groupe, étude de la coagulation).

Le patient doit être à jeun 8 heures avant l'examen, sans avoir bu ni fumé. L'infirmière pose une perfusion au bras droit du patient. L'examen se déroule sous anesthésie générale, sans intubation. Le patient est allongé sur le côté, sur la table de radiologie. Une fois le patient endormi, l'endoscopiste introduit le fibroscope. L'examen se déroule ensuite comme une fibroscopie (mais dure plus longtemps), à laquelle s'ajoute la prise régulière de clichés radiologiques.

La CPRE dure 30 minutes environ. L'examen est indolore grâce à l'anesthésie générale.

Si la CPRE a mis en évidence un problème, le médecin peut décider de l'opportunité d'un geste opératoire immédiat : dans ce cas, il en informe le patient au réveil.

Après l'examen

Le patient reste à jeun et sous perfusion, au repos dans son lit d'hospitalisation. Une infirmière surveille régulièrement sa température, ainsi que son pouls et sa tension artérielle. En cas de nausées, de douleurs abdominales et/ou lombaires, il faut l'en informer aussitôt ; de même, il faut surveiller ses selles et, si elles sont noires, le signaler immédiatement.

Le patient peut s'alimenter de nouveau le soir, sauf si l'endoscopiste a dû accomplir un geste thérapeutique ; dans ce cas, il devra attendre le lendemain matin.

Les résultats sont disponibles immédiatement.

→ Cholangiographie trans-hépatique (CTH)

Qu'est-ce que c'est ?

Cet examen consiste à injecter un produit de contraste dans les voies biliaires pour les opacifier puis à prendre des clichés radiologiques. L'injection s'effectue à l'aide d'une aiguille très fine introduite du côté droit, à travers la paroi préalablement anesthésiée.

À quoi ça sert ?

La cholangiographie trans-hépatique, ou CTH, ne se pratique aisément que si les voies biliaires sont dilatées en échographie, en rapport avec la présence d'un obstacle situé sur la voie biliaire principale. Surtout, cet examen permet la mise en place d'une prothèse en cas d'obstacle tumoral dans les voies biliaires.

Indications de prescription

Le médecin prescrit cet examen à la place de la cholangiopancréatographie rétrograde endoscopique (CPRE) si :
- les possibilités techniques de l'hôpital ne permettent pas de pratiquer une CPRE ;
- un montage chirurgical mis en place sur l'estomac après une intervention empêche la réalisation d'une CPRE.

Contre-indications

Cet examen est contre-indiqué :
- en cas de troubles importants de la coagulation ;
- si une intervention chirurgicale ne peut être envisagée rapidement. En effet, cet examen peut mettre en évidence un obstacle sur la voie biliaire nécessitant une intervention rapide pour éviter tout risque d'infection.

Une allergie à l'iode implique le respect de toutes les précautions d'usage.

Le patient ne doit avoir subi aucun examen radiologique nécessitant l'utilisation d'un produit de contraste au cours des 6 jours précédents (si nécessaire, il prend un laxatif pour éliminer la baryte).

Comment se passe l'examen ?

Il implique une hospitalisation de 2 à 3 jours. La veille de l'examen, sont effectués un bilan de la coagulation et une étude du groupe sanguin.

L'examen se déroule la plupart du temps en salle de radiologie, parfois au bloc opératoire - si une intervention est prévue -, en présence d'un médecin radiologue, d'un technicien et d'une infirmière.

Le patient doit être à jeun depuis la veille au soir. Une heure avant l'examen, une infirmière lui injecte un tranquillisant par voie intramusculaire ou intraveineuse. Elle place une perfusion sur le bras gauche du patient, allongé sur la table de radiologie. Le médecin pratique une anesthésie locale (à la jonction du thorax et de l'abdomen, du côté droit, dans l'axe du creux axillaire). Il introduit ensuite une aiguille très fine et souple, pour l'aspiration. Dès la mise en place de l'aiguille, le médecin demande au patient de respirer faiblement et calmement. Si la bile vient facilement, le médecin injecte le produit de contraste puis prend des clichés radiologiques. Mais la recherche d'une section bien dilatée du canal biliaire nécessite parfois plusieurs ponctions.

Si la CTH met en évidence la présence d'un obstacle, le radiologue peut laisser un cathéter (petit tube fin en plastique) en place afin que la bile s'écoule, évitant ainsi tout risque d'infection, ou mettre en place une prothèse qu'il pousse dans les voies biliaires.

L'examen dure de 45 à 60 minutes. Il est indolore, même si l'anesthésie locale de la paroi paraît désagréable - après cette brève sensation, la zone anesthésiée est tout à fait insensible - et si l'inconfort de la position le rend quelque peu pénible.

Après l'examen

Le patient reste alité, à jeun. Une infirmière surveille régulièrement pouls et tension artérielle. Parfois (dans un cas sur cinq), une douleur survient au côté droit : il faut alors en informer l'infirmière qui prévient le médecin pour examen et administration d'antalgique. De même, en cas de nausées, de frissons ou de vomissements, il faut en avertir l'infirmière.

Les résultats sont disponibles immédiatement après l'examen.

→ Ponction d'ascite

Qu'est-ce que c'est ?

Cela consiste à prélever de l'ascite, liquide apparu dans la cavité abdominale, à l'aide d'une fine aiguille, afin de l'analyser.

À quoi ça sert ?

L'apparition de liquide dans la cavité abdominale est toujours anormale. En effet, le péritoine, tissu tapissant toute la cavité abdominale, recouvre les anses grêles, le foie et la rate, et s'étale aussi sur les organes du petit bassin : la vessie, l'utérus et les trompes. Il forme une sorte de poche entre la paroi abdominale et les organes, un espace vide sans liquide ni air à l'état normal.

On distingue schématiquement deux types de liquides :
- l'un, pauvre en protéines et en cellules : cela signifie que le liquide venant du plasma a traversé un « filtre », en l'occurrence le péritoine (transsudat) ;
- l'autre, riche en protéines et en cellules : il correspond alors à un suintement de liquide plasmatique à partir de lésions du péritoine (exsudat).

L'analyse de ce liquide permet d'orienter le diagnostic vers :
- des insuffisances de la fonction du foie, rénale ou cardiaque (il existe souvent dans ces cas des œdèmes des membres inférieurs) ;
- des maladies du péritoine : infection tuberculeuse, tumeur de l'ovaire ou du péritoine.

Indications de prescription

Le médecin prescrit cet examen en cas d'apparition de liquide dans la cavité abdominale, qui se signale par une prise de poids et une augmentation, plus ou moins rapide, du volume de l'abdomen.

Contre-indications

Il n'en existe aucune.

Comment se passe l'examen ?

Il s'effectue le plus souvent au cours d'une hospitalisation, mais peut se réaliser en consultation externe. Il n'exige ni préparation ni examen préalables.

Le patient s'allonge sur le dos et le médecin se place à sa gauche car la ponction d'ascite ne peut s'effectuer que de ce côté – à droite, on risque de piquer le gros intestin, très proche. Le médecin désinfecte la peau sur une zone située entre l'ombilic (nombril) et la partie antérieure de la crête de l'os iliaque (la « hanche », en langage courant), puis il pique perpendiculairement avec une aiguille fine, afin de pratiquer la ponction. La peau de l'abdomen étant peu sensible, il est inutile d'effectuer une anesthésie locale, qui serait aussi désagréable que la piqûre de ponction. Le médecin prélève du liquide, afin de le soumettre ensuite à l'analyse (constituants, cellules, recherche de bactéries).

S'il le juge nécessaire, il raccorde l'aiguille à une tubulure pour évacuer l'épanchement : cela peut durer de 30 à 60 minutes.

Le médecin ôte ensuite l'aiguille et enlève l'alcool iodé, qui sert à désinfecter la peau mais peut la brûler si on ne le retire pas.

Sans évacuation, la ponction simple dure moins de 10 minutes.

Cet examen est indolore, excepté la piqûre de ponction dans l'abdomen, cependant bien tolérée la plupart du temps.

Après l'examen

Le patient peut se lever, sans précaution particulière. Si une petite quantité de liquide s'écoule du point de ponction, il doit prévenir l'infirmière.

Les résultats sont disponibles 24 heures plus tard.

→ Ponction-biopsie du foie transpariétale (ou percutanée)

Qu'est-ce que c'est ?

Cet examen simple consiste à prélever un petit fragment de foie en vue de l'analyser au microscope. La ponction s'effectue au moyen d'une aiguille fine ; la majorité des médecins utilise une aiguille spécifique.

À quoi ça sert ?

La ponction hépatique permet :
- d'estimer l'importance d'une atteinte hépatique, quelle qu'en soit la cause ;
- d'établir le diagnostic d'une maladie se manifestant par un symptôme isolé, par exemple une fièvre prolongée sans raison apparente ;
- d'évaluer l'extension de certaines affections - tuberculose hépato-splénique, sarcoïdose -, de maladies du sang, par exemple la leucémie.

Indications de prescription

Le médecin prescrit cette biopsie en cas :
- de maladies du foie dues à l'alcool, lorsque la consistance du foie se trouve modifiée et que des anomalies dans le sang signalent une perturbation des fonctions hépatiques ;
- d'hépatite isolée se prolongeant au-delà de six mois d'évolution ;
- d'infections du foie ;
- d'hépatites provoquées par des médicaments.

Contre-indications

La ponction-biopsie hépatique ne peut se pratiquer :
- si le patient présente des troubles de la coagulation sanguine, qu'ils soient spontanés (hémophilie) ou dus à la prise de médicaments anticoagulants ;
- si des symptômes signalent au médecin la présence possible d'un obstacle sur la voie biliaire (canal menant la bile du foie à l'intestin) : la bile risque alors de passer dans la cavité abdominale ;
- si le médecin suspecte l'existence d'un kyste parasitaire ou d'une tumeur très vascularisée ;
- en cas d'épanchement de liquide intra-abdominal (ascite).

Comment se passe l'examen ?

Il implique une hospitalisation de 6 heures au moins ; il se déroule le plus souvent dans une salle spéciale, celle d'endoscopie habituellement (plus rarement en chambre), en présence d'un médecin spécialiste et d'une infirmière.

Le patient doit être à jeun le matin, et apporter sa carte de groupe sanguin ainsi que les résultats de l'analyse prescrite auparavant (coagulation sanguine).

Il s'allonge sur le dos, le bras gauche le long du corps, le droit relevé à la verticale. Le médecin pratique une anesthésie locale par injection de Xylocaïne®. En toquant du doigt, il repère l'emplacement de la ponction : dans l'axe du creux axillaire, au niveau du 8e ou 9e espace intercostal ; sous ce léger choc, l'endroit exact rend un son mat. Le repérage du foie se fait de plus en plus sous échographie. Dans ce cas, l'examen est pratiqué par un radiologue en salle de radiologie. Le médecin introduit alors l'aiguille et demande au patient de bloquer sa respiration. Pour créer une forte aspiration, il tire sur le piston de la seringue, enfonce rapidement l'aiguille et la retire aussitôt. La ponction terminée, l'infirmière place un pansement.

L'examen dure 2 minutes. La simplicité du geste surprend souvent les patients, parfois inquiets avant l'examen. En principe, la ponction est indolore, mais il arrive qu'un patient éprouve une douleur au cours de l'examen. Quelques minutes après la biopsie, le patient peut aussi ressentir une douleur au point de ponction ou à l'épaule droite : la douleur disparaît rapidement, spontanément ou grâce à la prise d'un antalgique.

Après l'examen

Le patient doit rester allongé sur le côté durant 24 heures, afin de comprimer la région ponctionnée et de favoriser la cicatrisation.

Toute douleur prolongée justifie une surveillance du pouls et de la tension artérielle pendant 24 heures. Les complications, rares, peuvent nécessiter un traitement en urgence. Des examens assurent le dépistage de ces complications : échographie du foie (hématome en particulier), prise de sang (recherche d'une anémie).

Les résultats d'analyse du prélèvement sont disponibles 4 à 5 jours plus tard.

→ Ponction-biopsie hépatique par voie veineuse (transjugulaire)

Qu'est-ce que c'est ?

Il s'agit du même examen que le précédent. Mais la ponction s'effectue au moyen d'un cathéter (tube très fin) introduit par la veine du cou (jugulaire droite), dans lequel passe l'aiguille de ponction.

À quoi ça sert ?

Cet examen a exactement les mêmes objectifs que le précédent.

Indications de prescription

Le médecin prescrit cette ponction transjugulaire principalement en cas de troubles de la coagulation, qui interdisent la ponction percutanée.

Contre-indications

Il n'en existe aucune en pratique.

Comment se passe l'examen ?

Il nécessite une hospitalisation, la veille de l'examen, pour un bilan biologique.

Le patient doit être à jeun le matin, mais peut bénéficier d'une prémédication (tranquillisants). Il repose sur le dos. L'infirmière place sur son bras gauche une perfusion et, sur son thorax, des pastilles collantes destinées à effectuer un enregistrement permanent du cœur. Le médecin pratique une anesthésie locale, par injection, dont les effets durent au moins 1 heure. Au moment de la ponction, le médecin demande au patient de bloquer sa respiration.

L'examen dure rarement plus de 15 minutes. Plus long que le précédent, et plus désagréable, il reste indolore.

Après l'examen

Il implique la même surveillance (pouls et tension artérielle) que le précédent, mais présente encore moins de risques.

Les résultats de l'analyse du prélèvement sont disponibles 4 à 5 jours plus tard.

6

Reins et voies excrétrices urinaires

Les reins, organes situés dans les loges lombaires, servent de filtre au plasma, et permettent d'éliminer les substances toxiques de l'organisme et de maintenir stables des constantes biologiques dans l'organisme (homéostasie).

Deux fins conduits, les uretères, conduisent l'urine formée jusqu'à la vessie, un réservoir situé dans le petit bassin. Les urines partent ensuite vers l'extérieur par l'urètre.

Les maladies affectant les reins peuvent provenir d'une atteinte des filtres : enflammés, infectés, bouchés ou détruits par une tumeur. De même, les voies urinaires peuvent être le siège d'inflammations, d'infections ou de développements tumoraux.

Les examens biologiques évaluent la fonction rénale. L'échographie et le scanner sont les examens de base dans l'exploration morphologique des reins. L'endoscopie vient en complément pour l'examen des voies excrétrices basses.

→ Ionogramme sanguin

Qu'est-ce que c'est ?

Cela consiste à étudier les éléments ionisés du plasma sanguin, les électrolytes, dont les plus importants sont : le sodium, Na + (c'est-à-dire ce qui forme le sel) ; le potassium, K + ; le chlore, Cl – ; les bicarbonates, CO_3H –.

Les électrolytes à charge positive (+) se nomment les cations, et ceux à charge négative (–), les anions. Il y a équilibre entre les anions et les cations dans l'organisme.

Un ionogramme sanguin standard ne dose pas systématiquement les ions de moindre intérêt ou présents en faible quantité, tels le calcium, Ca +, le magnésium, les phosphates, les protides. Mais le médecin peut obtenir facilement ces dosages, s'il le souhaite.

À quoi ça sert ?

L'équilibre entre anions et cations est indispensable à l'organisme. Toute perte ou excès d'un électrolyte entraîne immédiatement l'apparition de phénomènes régulateurs, en particulier au niveau des reins.

Un ionogramme sanguin reflète nombre de perturbations de l'organisme. La découverte d'anomalies électrolytiques impose la recherche de leur cause, et la mise en application d'un traitement, par régime ou par perfusion.

Les perturbations du taux de sodium dans le sang (natrémie) sont très nombreuses. Une chute de la natrémie s'observe principalement en cas d'insuffisance rénale ou hépatique grave, ainsi qu'après absorption de diurétiques (médicaments favorisant l'élimination d'urines). Une augmentation de la natrémie indique la plupart du temps une déshydratation.

Les perturbations du taux de potassium sanguin (kaliémie) doivent être très rapidement rectifiées. Les hyperkaliémies (augmentation du taux de potassium) s'observent principalement en cas d'insuffisance rénale ou après la prise de certains diurétiques (par exemple, Aldactone®, Moduretic®, etc.). Les hypokaliémies (chute du taux de potassium) interviennent : à la suite de troubles digestifs (vomissements, diarrhée) ; après la prise de certains diurétiques (par exemple, Lasilix®) ; au cours de certains troubles hormonaux (hyperaldostéronisme).

La chute du taux de chlore dans le sang intervient surtout à la suite de vomissements. Le plus souvent, la chlorémie varie avec la natrémie.

Les taux de bicarbonates (dits aussi réserve alcaline) doivent rester dans des limites normales. Leurs variations ne peuvent s'interpréter qu'en fonction du contexte clinique et biologique du patient examiné.

Après l'examen

Les résultats sont disponibles, en urgence, dans les heures qui suivent, sinon le lendemain.

Rappelons les taux normaux :
- sodium, Na + : 143 mEq/litre ;
- potassium, K + : 4 mEq/litre ;
- chlore Cl - : 103 mEq/litre ;
- bicarbonates, CO_3H - : 26 mEq/litre ;
- protéines : 117 mEq/L ou 60 g/litre ;
- calcium, Ca + : 5 mEq/litre ;
- magnésium : 2 mEq/litre ;
- phosphates - : 2 mEq/litre.

→ Urée sanguine

Qu'est-ce c'est ?

Cette analyse consiste à déterminer le taux d'urée dans le sang.

L'urée, produit de dégradation des protéines - venues de l'alimentation ou présentes dans l'organisme -, est éliminée dans les urines. Son taux sanguin reste constant grâce à la régulation rénale.

À quoi ça sert ?

L'urée sanguine peut augmenter pour différentes raisons :

- destruction des protéines, par exemple en cas de grandes infections, de traumatismes sévères, de brûlures étendues, de dénutrition : l'organisme ne reçoit plus assez d'aliments protéiques et, pour survivre, doit brûler son propre capital ;
- mauvais fonctionnement des reins : le taux d'urée sanguine se révèle en ce domaine moins fiable que celui de la créatinine (*voir* Créatininémie) ;
- en cas de déshydratation et après la prise de diurétiques.

Comment se passe l'examen ?

Il s'agit d'un prélèvement sanguin.

Après l'examen

Les résultats sont disponibles en urgence dans les heures qui suivent, sinon le lendemain (24 heures).

Le taux normal d'urée sanguine est de 0,2 à 0,45 g/litre, ou de 2 à 8 mmol/litre.

→ Urée urinaire

Qu'est-ce que c'est ?

L'urée sanguine s'élimine dans les urines. L'étude de l'élimination urinaire sur une durée de 24 heures rend compte de la destruction des protéines alimentaires et de celles de l'organisme, ainsi que de la capacité des reins à les éliminer.

À quoi ça sert ?

Cette analyse sert essentiellement à dépister un mauvais fonctionnement des reins.

L'interprétation du taux d'urée urinaire s'effectue en relation avec celui du taux d'urée sanguine. En effet, chez un patient aux reins sains, le rapport urée urinaire/urée sanguine est égal ou supérieur à 10. Lorsque les reins ne fonctionnent pas bien, le taux d'urée sanguine augmente, alors que celui d'urée éliminée dans les urines diminue : le rapport devient alors inférieur à 10.

Comment se passe l'examen ?

Les urines doivent être régulièrement prélevées tout au long de la journée.

Après l'examen

Les résultats sont disponibles en 24 heures.

La concentration d'urée dans l'urine varie en fonction de la quantité d'urine éliminée en une journée : le taux se situe entre 10 et 30 g/24 heures, ou entre 200 et 500 mmol/24 heures.

→ Créatininémie

Qu'est-ce que c'est ?

Cette analyse permet de déterminer le taux de créatinine dans le sang.

Dérivée de la créatine formée par les muscles, la créatinine présente dans le sang s'y trouve à un taux constant grâce à la filtration rénale. Son excrétion est purement rénale.

À quoi ça sert ?

La créatininémie, excellent révélateur de la fonction de filtration des reins, sert à dépister une insuffisance rénale et à en suivre l'évolution. C'est un examen plus fiable que le dosage de l'urée.

Remarque : le taux de créatinine peut augmenter de façon modérée :
- chez les personnes très musclées ;
- en cas de destruction du muscle ;
- après traitement par certains diurétiques, qui diminuent la filtration rénale.

Comment se passe l'examen ?

Il s'agit d'un prélèvement sanguin.

Après l'examen

Les résultats sont disponibles en urgence dans les heures qui suivent, sinon le lendemain (24 heures).

Le taux normal de créatinine est de :
- 6 à 12 mg/litre, ou de 60 à 120 µmol/litre pour l'homme ;
- 6 à 9 mg/litre, ou de 50 à 100 µmol/litre pour la femme.

La créatininémie participe au calcul de la clairance de la créatinine qui donne une idée précise de la filtration glomérulaire, donc de la fonction rénale. Une clairance normale est supérieure ou égale à 80 ml/minute. Il existe aujourd'hui des formules mathématiques simples pour la calculer.

→ Protéinurie

Qu'est-ce que c'est ?

Cela consiste à effectuer une recherche de protéines dans les urines, soit de façon grossière, au moyen d'une bandelette réactive, soit en les dosant dans les urines recueillies en une journée (24 heures).

À quoi ça sert ?

Chez une personne en bonne santé, les protéines ne passent pas par le filtre rénal : il n'y en a donc pas dans les urines. La présence de protéines dans les urines signale une anomalie.

Comment se passe l'examen ?

Il s'effectue habituellement en deux temps : il faut d'abord tremper la bandelette réactive dans les urines fraîches, prélevées en milieu de miction. Le changement de couleur de la bandelette s'apprécie en fonction de couleurs témoins collées sur le flacon. Mais ce test ne suffit pas : il faut toujours le compléter par une recherche quantitative de la protéinurie en laboratoire, portant sur les urines de 24 heures, ou parfois sur un échantillon, avec dosage simultané de la créatinurie.

Une protéinurie permanente justifie des explorations rénales en milieu spécialisé.

Après l'examen

Les résultats sur bandelettes sont immédiats. Les dosages quantitatifs sont obtenus en 24 heures. Normalement, la quantité de protéines est extrêmement faible, proche de zéro. Toutefois, il peut apparaître des protéines dans les urines après un effort ou une station debout prolongée. Des tests complémentaires pour vérifier la disparition de la protéinurie au repos restent indispensables.

Le dosage de la micro-albuminurie, spécifique de l'albumine lorsqu'elle est en petite quantité, permet de déceler une atteinte rénale débutante.

→ PSA (antigène prostatique spécifique)

Qu'est-ce que c'est ?

C'est le dosage dans le sang d'un antigène secrété par les cellules glandulaires de la prostate. Il n'est présent dans aucun autre tissu.

À quoi ça sert ?

Son dosage permet de dépister un cancer de la prostate, d'en évaluer le stade et de suivre l'évolution sous traitement. Un taux faiblement élevé peut s'observer au cours de l'adénome de la prostate. Plusieurs dosages sont nécessaires pour évoquer le diagnostic de cancer et discuter une biopsie. Un taux franchement élevé fait craindre un envahissement ganglionnaire, et un taux très élevé, des métastases.

Comment se passe l'examen ?

Il faut être à jeun pour cette prise de sang.

Remarque : ce dosage sanguin n'a de valeur que si le médecin n'a pas, juste avant, effectué un toucher rectal afin d'examiner la prostate.

Après l'examen

Les résultats sont disponibles en 24 heures.

Chaque laboratoire dispose de ses propres normes de référence : il faut donc leur demander de les indiquer, en regard des résultats de l'analyse.

→ Uricémie

(*Voir* Os, articulations, maladies de système et inflammatoires.)

→ Uricurie

(*Voir* Os, articulations, maladies de système et inflammatoires.)

→ Échographie rénale

Qu'est-ce que c'est ? Comment se passe l'examen ?

Cet examen, le même que l'échographie abdominale, se déroule de la même manière. (*Voir* Échographie abdominale.)

À quoi ça sert ?

L'échographie rénale donne une image des reins et des cavités excrétrices hautes (bassinet).

Indications de prescription

Le médecin prescrit cet examen :

- pour rechercher des modifications de volume du rein, la présence d'un kyste ou d'une tumeur ;
- en urgence, au cours de coliques néphrétiques, pour rechercher une distension du bassinet.

Contre-indications

Il n'en existe aucune.

Après l'examen

Le patient peut reprendre immédiatement ses activités habituelles.

Les résultats sont disponibles immédiatement, et le compte rendu l'est le lendemain.

→ Scanner rénal

Qu'est-ce que c'est ?

(*Voir* Scanner abdominal.)

À quoi ça sert ?

Cet examen donne une très bonne image du rein, des glandes surrénales, des voies excrétrices (uretères, vessie, urètre), par des coupes transversales et verticales. L'injection d'un produit de contraste permet une bonne visualisation des vaisseaux.

Indications de prescription

Le scanner rénal est essentiel pour :

- le diagnostic d'anomalies morphologiques des reins et des voies excrétrices ;
- le diagnostic de tumeurs bénignes (kystes, angiomes...) ou malignes (cancer primitif ou secondaire) ;
- la recherche d'anomalies vasculaires : rétrécissement athéromateux, anomalies congénitales, anévrisme (angioscanner) ;
- la recherche de pathologie des uretères : sténose, compression, tumeur, etc. ;
- l'examen de la vessie et la recherche de polypes, de tumeurs malignes...

Contre-indications

L'injection de produit de contraste pour opacifier les vaisseaux ne peut se faire qu'en l'absence d'insuffisance rénale majeure. Par ailleurs, une allergie à l'iode implique le respect de toutes les précautions d'usage. Enfin, le patient ne doit pas avoir subi, au cours des jours précédents, d'examen utilisant un produit baryté.

De plus, le scanner exige une certaine coopération du patient : les personnes agitées, très nerveuses ou anxieuses peuvent prendre un tranquillisant avant l'examen pour l'aborder de façon plus détendue.

Comment se passe l'examen ?

Il se déroule en milieu hospitalier, ou en consultation externe, en présence d'un médecin radiologue et d'un technicien.

Le patient doit être à jeun, et apporter les produits demandés auparavant par le radiologue.

Dans la majorité des cas, le médecin a recours à un produit de contraste afin d'opacifier les vaisseaux. Une infirmière place alors une aiguille dans une veine du bras pour l'injection de ce produit.

Le patient repose sur le dos, tête placée sur un bloc de mousse, l'abdomen fixé par des sangles pour lui assurer une immobilité parfaite, indispensable à l'examen. Le cylindre de l'appareil entoure son corps.

Au moment de la prise des clichés, le radiologue demande au patient de ne pas parler ni respirer. La plupart du temps, il effectue une première série de clichés puis injecte au patient par perfusion un produit de contraste pour reprendre l'exploration. Cette injection (le radiologue prévient le patient) provoque parfois une désagréable sensation de chaleur dans le bras perfusé, ainsi qu'une bouffée de chaleur générale. Cette pénible sensation, heureusement très brève (quelques secondes), n'a rien d'inquiétant.

Le scanner rénal, tout à fait indolore, paraît quand même désagréable, essentiellement à cause de l'immobilité prolongée pendant tout l'examen (de 15 à 45 minutes), de l'inconfort de la position (patient allongé sur un plan dur et étroit), de la sensation de chaleur, fugace mais intense, et du fait que le patient peut se sentir « enfermé » : les personnes souffrant de claustrophobie supportent parfois assez mal cet examen ; un tranquillisant pris 4 heures auparavant aide à le tolérer.

Après l'examen

Le patient peut reprendre ses activités habituelles, boire et manger.

En cas d'injection intraveineuse du produit de contraste, il doit boire de l'eau en grande quantité, car l'élimination se fait par les reins.

Les résultats sont disponibles le lendemain.

Remarque : l'IRM rénale apporte également des éléments importants sur la morphologie et la vascularisation rénales ; elle vient en complément du scanner.

→ Ponction-biopsie rénale

Qu'est-ce que c'est ?

Cela consiste à prélever, à l'aide d'une aiguille fine, un fragment de parenchyme (tissu) rénal, afin de le soumettre à une analyse au microscope.

L'aiguille, introduite à hauteur de la région lombaire, peut être guidée jusqu'au rein par échographie.

À quoi ça sert ?

Seule la ponction-biopsie rénale permet une étude anatomique du rein en dehors de tout geste chirurgical.

L'analyse au microscope renseigne sur l'état du filtre rénal, qui se compose de deux parties : le glomérule, en forme de capsule, et le tubule.

Indications de prescription

Prescrit surtout en cas de maladie aiguë ou chronique du rein, cet examen assure un diagnostic précis et apporte des éléments de pronostic.

Il s'emploie aussi après une transplantation rénale, pour apprécier l'état du rein.

Contre-indications

La biopsie rénale percutanée est contre-indiquée :
- en cas de troubles de la coagulation, spontanés ou provoqués par un traitement anticoagulant ;
- en cas de distension des voies excrétrices.

Si le patient souffre d'hypertension artérielle, il faut impérativement la corriger avant l'examen.

Comment se passe l'examen ?

Il nécessite une courte hospitalisation. Il se déroule dans une salle spéciale, équipée pour cette exploration (en salle de radiologie si le médecin a recours à l'échographie), en présence d'un spécialiste et d'une infirmière.

Le patient doit être à jeun depuis la veille au soir. Il prend, la veille et le matin de l'examen, un médicament tranquillisant ou un hypnotique léger afin d'être bien détendu.

Le patient s'allonge sur le ventre, en plaçant un coussin sous lui, au creux de l'estomac, de manière à plaquer les reins sur la paroi lombaire postérieure.

Le médecin pratique une anesthésie locale sur une zone importante, afin d'insensibiliser toute la région lombaire. Il introduit ensuite une aiguille en un point repéré grâce à des radiographies préalables (urographie intraveineuse ou échographie). Au moment de la ponction, le patient doit bloquer sa respiration. Le médecin ôte l'aiguille et exerce une pression au point de ponction durant 5 à 10 minutes ; ensuite, l'infirmière met en place un pansement.

La ponction-biopsie rénale, qui dure de 10 à 15 minutes, n'est en principe pas douloureuse, même si l'injection anesthésique reste désagréable - comme toute injection.

Après l'examen

Le patient doit rester allongé durant 24 heures, sans se lever, même pour manger ou pour uriner. Sauf indications contraires (cas particuliers), il doit boire de l'eau en grande quantité.

Une infirmière contrôle régulièrement pouls et tension artérielle.

Le patient doit surveiller ses urines : celles-ci peuvent contenir un peu de sang juste après la biopsie, mais cela n'a aucune conséquence grave. En cas de douleur lombaire importante, il faut en informer l'infirmière.

Le patient doit rester au repos une dizaine de jours. S'il ressent des douleurs lombaires, éprouve des difficultés pour uriner ou constate la réapparition de sang dans ses urines, il doit consulter son médecin.

Un laboratoire d'anatomopathologie analyse le prélèvement. Les résultats sont disponibles 4 à 5 jours plus tard.

→ Cystoscopie

Qu'est-ce que c'est ?

Cet examen consiste à introduire dans l'urètre (canal excréteur des urines) un fibroscope, tube souple semblable à celui utilisé pour l'examen des bronches. (*Voir* Fibroscopie bronchique.)

À quoi ça sert ?

Cet appareil permet de voir directement les muqueuses urétrale et vésicale, ainsi que les orifices des uretères qui débouchent dans la vessie.

Indications de prescription

D'une importance capitale pour le diagnostic de maladie urétrale et surtout vésicale, la cystoscopie est indiquée aussi en cas d'élimination de sang dans les urines ou de découverte d'images vésicales anormales sur des clichés radiologiques. La cystoscopie s'effectue alors sous anesthésie locale.

Outre son intérêt diagnostique, la cystoscopie sert aussi à effectuer certains traitements : coagulation de petits vaisseaux en cours de saignement, suppression d'un corps étranger ou d'un calcul, résection de petites tumeurs, implantation d'une aiguille radioactive sur une tumeur. Dans tous ces cas, la cystoscopie s'effectue sous anesthésie générale.

La cystoscopie permet aussi de placer une sonde dans les uretères :
- pour étudier le fonctionnement d'un rein ;
- pour opacifier les voies urinaires hautes (*voir* Urétéropyélographie rétrograde) ;
- dans un but thérapeutique.

Contre-indications

Cet examen est contre-indiqué en cas :
- d'infection de la prostate ;
- de rétrécissement de l'urètre.

Par ailleurs, il faut traiter toute infection au préalable et, au besoin, pratiquer l'examen sous antibiotiques (surtout pour un homme).

Comment se passe l'examen ?

Lorsqu'elle se limite à une exploration, la cystoscopie s'effectue habituellement après anesthésie locale, en consultation externe, soit à l'hôpital en salle d'endoscopie, soit au cabinet de consultation du spécialiste.

L'anesthésie générale, impliquant l'hospitalisation, reste réservée aux enfants et aux cas où il faut pratiquer des gestes complémentaires thérapeutiques. Dans ce cas, le patient doit être à jeun depuis la veille au soir : il est mis sous perfusion pendant l'examen.

Si la cystoscopie s'effectue sous anesthésie locale, le patient peut prendre un petit déjeuner ; il lui est même recommandé de boire de l'eau en grande quantité, afin d'avoir une excrétion urinaire abondante au cours de l'examen. Une heure avant l'examen, le patient prend un tranquillisant.

Le patient s'allonge sur le dos et place ses pieds dans des étriers latéraux. Avant l'examen, le médecin procède à un soigneux nettoyage des organes génitaux à l'aide d'une solution antiseptique, puis il applique un gel de Xylocaïne® pour réaliser une anesthésie locale. Le patient doit rester immobile, le plus détendu possible, et respirer profondément. Lors de la mise en place de l'appareil dans la vessie, le patient peut éprouver l'envie d'uriner.

La cystoscopie dure 20 minutes environ. Les patients l'appréhendent souvent, d'où l'intérêt de prendre un sédatif 1 heure avant l'examen.

La cystoscopie est pénible pour plusieurs raisons : l'envie d'uriner, les spasmes que peut provoquer la mise en place de l'appareil, et la position adoptée au cours de l'examen.

Après l'examen

Il faut attendre quelques minutes puis se lever lentement ; le repos au lit n'est pas indispensable.

Il faut surveiller ses urines au cours des heures suivant l'examen : si l'urine rosit, il n'y a pas lieu de s'inquiéter, surtout si le médecin a effectué des prélèvements au cours de la cystoscopie. Mais si les urines sont vraiment rouges, il faut prévenir le médecin. Une sensation de gêne au passage des urines est fréquente durant les heures suivant l'examen ; il faut vérifier le volume des urines et, en cas d'impossibilité d'uriner, le signaler rapidement au médecin.

Il reste de toute façon recommandé de boire de l'eau en grande quantité.

En cas de fièvre ou de douleur les jours suivants, il faut consulter en urgence. En effet, cet examen peut entraîner des complications : infection vésicale, urétrale ou prostatique.

Les résultats sont disponibles immédiatement, excepté pour les prélèvements : dans ce cas, ils le sont 3 à 4 jours plus tard.

→ Urographie intraveineuse

Qu'est-ce que c'est ?

Cet examen consiste à effectuer des clichés radiologiques après injection par voie intraveineuse d'un produit iodé de contraste, qui passe dans le sang, que les reins filtrent avant de le concentrer dans le bassinet (partie élargie des voies excrétrices des reins). Le produit passe ensuite dans l'uretère puis se concentre dans la vessie ; enfin, il opacifie l'urètre lors de l'élimination des urines.

Le cheminement du produit associé à la prise régulière de clichés radiologiques permet de visualiser l'appareil urinaire entier : reins, calices et bassinet (cavité recueillant l'urine), uretères (conduits allant des reins à la vessie), vessie, urètre (canal d'élimination de l'urine).

À quoi ça sert ?

Cet examen, remplacé par une échographie ou un scanner, est de moins en moins réalisé. Il s'effectue la plupart du temps après une échographie.

L'urographie intraveineuse indique un trouble de la fonction rénale :
- quand le produit de contraste ne parvient pas au rein : cela signale une anomalie de l'artère nourricière (sténose de l'artère rénale) ;
- en cas d'absence d'opacification d'un rein : cela signifie que le rein ne fonctionne pas.

Indications de prescription

Le médecin peut prescrire une urographie intraveineuse en cas :
- d'hématurie, c'est-à-dire d'élimination de sang dans les urines ;
- d'infection urinaire, pour détecter une malformation des voies excrétrices ;

- de colique néphrétique ;
- de traumatisme lombaire (par accident de la route ou du travail), pour vérifier le bon fonctionnement de l'appareil urinaire ;
- de découverte, par palpation des lombes, d'une grosseur anormale du rein.

L'urographie intraveineuse permet de déceler certaines maladies : tuberculose, bilharziose, cancer, etc.

Contre-indications

L'urographie intraveineuse doit être réalisée avec prudence sur un patient atteint :
- d'insuffisance rénale ou cardiaque ;
- de myélome (maladie du sang) ;
- de diabète.

Dans ce cas, il faut hospitaliser le patient, ne lui faire subir aucune exploration radiologique utilisant un produit iodé les jours précédant l'examen et l'hydrater correctement.

Déconseillée en cas de grossesse, l'urographie intraveineuse n'est pas prescrite, car une échographie peut suffire pour établir un diagnostic. Pour éviter le risque de pratiquer une urographie intraveineuse en début de grossesse, il faut la réaliser au cours des 10 premiers jours du cycle menstruel.

Une allergie à l'iode implique le respect de toutes les précautions d'usage.

Comment se passe l'examen ?

L'urographie intraveineuse s'effectue le plus souvent en consultation externe (sauf pour les sujets à risque, alors hospitalisés), en salle de radiologie, en présence d'un médecin radiologue et d'un technicien.

Le patient doit être à jeun 8 heures au moins avant l'examen et ne prendre aucun diurétique (médicament faisant uriner) les 2 jours précédents. La prise d'un laxatif la veille, au moment du coucher, favorise l'élimination de gaz et de selles, assurant ainsi une meilleure qualité des images.

Le médecin introduit une aiguille dans une veine du pli du coude pour injecter le produit de contraste. Le passage de ce liquide dans l'organisme provoque souvent une sensation de chaleur désagréable, mais très fugace, et laisse un goût salé dans la bouche.

Le radiologue prend des clichés successifs, de plus en plus espacés dans le temps après l'injection. Il exerce parfois une pression sur l'abdomen, à l'aide d'un compresseur en caoutchouc, afin de mieux voir les cavités rénales sur un cliché.

Pour obtenir de bonnes images de l'urètre, le radiologue demande souvent au patient de boire deux grands verres d'eau afin de remplir sa vessie puis d'attendre (de 1 à 2 heures). Il prend ensuite des clichés au moment de la miction. Un homme doit se coucher légèrement sur le côté, placer sa verge parallèlement à la table et uriner dans un urinoir à la demande du radiologue. Pour la même opération, une femme doit se tenir debout.

Le patient part ensuite aux toilettes pour vider totalement sa vessie ; ensuite, le radiologue prend les derniers clichés.

Une urographie intraveineuse dure de 45 minutes à 2 heures.

Bien qu'il soit indolore, cet examen se révèle pénible et contraignant pour plusieurs raisons :

- l'aiguille placée dans le pli du coude ;
- les effets de l'injection de produit iodé : sensation de chaleur intense, désagréable et, parfois, vertiges ;
- la compression abdominale, renforçant l'envie d'uriner ;
- la durée de l'examen : il faut s'armer de patience...
- l'inconfort, essentiellement psychologique, de la position lors des clichés en cours de miction.

Après l'examen

Le patient peut s'alimenter juste après l'examen. Il doit boire de l'eau en grande quantité, car le produit iodé s'élimine par les reins.

Le patient doit vérifier qu'il urine normalement, et sinon prévenir le médecin.

Les résultats sont disponibles le lendemain.

→ Urétrocystographie rétrograde

Qu'est-ce que c'est ?

L'urétrocystographie rétrograde consiste à injecter un produit de contraste dans l'urètre (canal excréteur des urines), afin d'opacifier ce dernier ainsi que la vessie et de pratiquer un examen radiologique.

À quoi ça sert ?

L'urétrocystographie rétrograde donne une image très précise de la vessie, plus précise encore que celle obtenue par urographie intraveineuse.

Indications de prescription

Cet examen permet de :
- déceler une tumeur, bénigne ou maligne, de la vessie ;
- localiser un rétrécissement de l'urètre ;
- détecter, en cas d'infections répétées des voies urinaires hautes (pyélonéphrites), un reflux anormal d'urine de la vessie vers l'uretère (canal allant du rein à la vessie).

Contre-indications

L'urétrocystographie rétrograde est contre-indiquée en cas :
- d'infection de la prostate (prostatite) ;
- d'infection urinaire. Après un traitement antibiotique, une analyse d'urines (effectuée avant l'examen) permettra d'en vérifier la stérilisation ;
- de distension des voies urinaires hautes (décelée par une échographie préalable) : dans ce cas, l'examen peut néanmoins être pratiqué, mais avec précaution.

Une allergie à l'iode implique le respect de toutes les précautions d'usage.

L'urétrocystographie rétrograde exige toujours d'importantes précautions d'asepsie, afin d'éviter tout risque d'infection.

Comment se passe l'examen ?

Il se déroule en consultation externe, en salle de radiologie, en présence d'un médecin radiologue et d'un technicien.

Le patient ne prend qu'un petit déjeuner le matin de l'examen et doit uriner juste avant de le subir.

En respectant toutes les conditions indispensables d'asepsie, le médecin introduit dans le canal urinaire, sur quelques centimètres, une sonde afin d'injecter doucement le produit de contraste dans la vessie. Le radiologue suit les progrès du remplissage sur un écran (scopie) et prend des clichés. La vessie remplie, le patient ressent brutalement une impérieuse envie d'uriner, qu'il doit réprimer. À ce moment, le radiologue prend des clichés pour rechercher un possible reflux d'urine. Le médecin ôte ensuite la sonde, et le radiologue effectue d'autres clichés pendant que le patient urine (l'homme couché sur le côté, verge parallèle à la table d'examen ; la femme, debout). La miction terminée, le radiologue prend les derniers clichés.

Indolore mais désagréable à cause de la sonde, et surtout pénible psychologiquement pour la plupart des patients, cet examen dure de 20 à 30 minutes.

Après l'examen

Le patient doit vider complètement sa vessie, et boire de l'eau en abondance pour éliminer le produit de contraste et les risques d'infection. Il peut reprendre immédiatement ses activités habituelles.

Les résultats sont disponibles le lendemain.

→ Urétéropyélographie rétrograde

Qu'est-ce que c'est ?

L'urétéropyélographie rétrograde consiste à injecter un produit iodé de contraste au moyen d'une sonde placée dans l'uretère (canal allant du rein à la vessie), d'opacifier ainsi les voies urinaires hautes - l'uretère et le bassinet -, afin d'effectuer un examen radiologique. L'urétéropyélographie rétrograde s'effectue au cours d'une cystoscopie.

Cet examen est de plus en plus souvent remplacé par la pyélographie descendante.

À quoi ça sert ?

L'urétéropyélographie rétrograde permet de détecter et de localiser toute obstruction urétérale : rétrécissement inflammatoire, compression, calcul, tumeur.

Indications de prescription

Le médecin prescrit une urétéropyélographie rétrograde lorsque les voies excrétrices hautes de l'appareil urinaire ne sont pas visibles sur les clichés d'une urographie intraveineuse et sur l'uro-scanner.

Contre-indications

En cas d'infection urinaire, le patient bénéficie d'un traitement antibiotique préalable ; une analyse d'urine, effectuée avant l'examen, permet de vérifier la stérilisation.

Une allergie à l'iode implique le respect de toutes les précautions d'usage.

Comment se passe l'examen ?

L'urétéropyélographie rétrograde nécessite une hospitalisation. Elle s'effectue le plus souvent au bloc opératoire, en présence d'un radiologue, d'un endoscopiste et, souvent, d'un anesthésiste. Elle se déroule de la même manière qu'une cystoscopie *(voir cet examen)*.

Le patient bénéficie le plus souvent d'une anesthésie générale.

Par l'intermédiaire du cystoscope, l'endoscopiste introduit dans l'uretère un petit tuyau pour injecter le produit de contraste. Le radiologue prend alors des clichés.

Tout à fait indolore, bien sûr, sous anesthésie générale, cet examen se révèle très désagréable en cas d'anesthésie locale, à cause de :
- l'introduction du tuyau ;
- l'injection du produit de contraste sous pression ;
- la stricte immobilité exigée ;
- sa durée : 1 heure environ.

Après l'examen

Le patient doit se reposer et surveiller sa température.

Les résultats sont disponibles le lendemain.

→ Scintigraphie rénale

Qu'est-ce que c'est ?

Cela consiste à injecter par voie veineuse un produit radioactif (au technétium, généralement), qui parvient aux reins par le sang artériel. Les reins le captent, puis l'éliminent par les voies urinaires.

À quoi ça sert ?

La caméra enregistre et restitue l'image des reins et des voies urinaires, avec toutes précisions sur leur morphologie et leur fonctionnement.

Indications de prescription

D'autres explorations anatomiques (échographie, urographie, et surtout scanner) remplacent souvent cet examen.

La scintigraphie rénale permet pourtant d'étudier le fonctionnement des reins et de :
- détecter un trouble de leur vascularisation (à la suite d'un infarctus, par exemple) ;
- rechercher les preuves d'un rejet après une greffe ;
- déterminer la viabilité d'un rein porteur de calculs.

Contre-indications

La scintigraphie rénale est contre-indiquée en cas de grossesse.

Comment se passe l'examen ?

La scintigraphie rénale s'effectue dans un service de médecine nucléaire, en consultation externe, en présence d'un médecin spécialiste et d'une infirmière. Elle ne nécessite aucune préparation ni précaution particulières.

Le patient repose sur le dos. L'infirmière lui injecte le produit radioactif dans une veine. La dose de radioactivité, infime, ne présente aucun risque. Trois quarts d'heure plus tard, une caméra - équipée pour détecter les rayons gamma - effectue l'enregistrement.

L'examen, tout à fait indolore, dure 45 minutes.

L'enregistrement se fait parfois 6 heures après l'injection du produit. Mais, entre l'injection et l'enregistrement, le patient peut quitter le service.

Après l'examen

Le patient peut reprendre immédiatement ses activités.

Les résultats sont disponibles en moins de 48 heures.

7

Appareil génital, obstétrique

L'appareil génital féminin se compose principalement de deux ovaires et d'un utérus, qui reçoit les ovules après leur passage dans les trompes latérales. Le fonctionnement des ovaires dépend d'une petite glande située dans le cerveau, l'hypophyse : celle-ci sécrète des hormones (FSH et LH) qui assurent la maturation de l'ovule et sa libération, ainsi que la sécrétion d'autres hormones, les œstrogènes et la progestérone. Ces dernières interviennent sur le tissu intra-utérin pour déclencher les règles ou préparer la nidation de l'œuf.

Les principales affections peuvent provenir :

- d'une anomalie de ces organes récepteurs : inflammation des trompes (salpingite), infection ou prolifération tumorale bénigne (fibrome utérin ou kyste d'un ovaire, etc.) ;
- d'un dysfonctionnement de ce système hormonal complexe, dont la moindre insuffisance peut entraîner la stérilité.

Pour étudier la morphologie des organes génitaux internes, la médecine recourt à l'échographie, au scanner, à l'hystérographie et à l'hystéroscopie ainsi qu'à l'IRM.

L'étude du fonctionnement hormonal s'effectue d'une part au moyen de dosages des différentes hormones dans le sang, d'autre part grâce à l'évaluation des effets de ces hormones sur la muqueuse utérine : biopsie de l'endomètre.

Le frottis concerne le col utérin pour le dépistage du cancer du col.

Pour établir un diagnostic de grossesse, l'examen clinique et des tests simples suffisent le plus souvent. Le dosage des bêta HCG plasmatiques confirme le diagnostic. La surveillance de la grossesse fait appel à l'échographie et, si nécessaire, aux dosages hormonaux.

L'amnioscopie peut confirmer une souffrance fœtale.

La recherche de maladies génétiques s'effectue au moyen de l'amniocentèse - ou de la biopsie de villosités choriales, examen très spécifique non présenté ici.

Pour effectuer le bilan d'une stérilité, la médecine utilise :

- les dosages hormonaux et des études morphologiques des organes génitaux, pour la femme ;
- les dosages hormonaux et le spermogramme, pour l'homme.

La mammographie permet l'exploration des seins. La sécrétion lactée dépend d'une hormone, la prolactine.

→ Bêta HCG plasmatiques

Qu'est-ce que c'est ?

Cela consiste à mesurer le taux d'une hormone sécrétée par le tissu nourricier de l'œuf, hormone présente seulement en cas de grossesse, en général dès la première semaine. Le taux de cette hormone augmente jusqu'à la fin du 3e mois de grossesse, et diminue progressivement par la suite.

À quoi ça sert ?

Ce dosage établit le diagnostic précoce d'une grossesse. Il se révèle utile aussi pour la recherche des causes de fausses couches précoces et de tumeur môlaire.

Comment se passe l'examen ?

Il s'agit d'un prélèvement sanguin.

Après l'examen

Les résultats sont disponibles en 24 ou 48 heures , ils peuvent s'obtenir en urgence si nécessaire.

→ Dosage des œstrogènes

Qu'est-ce que c'est ?

Cet examen consiste à mesurer le taux d'œstrogènes dans le sang. Les œstrogènes, hormones sécrétées par l'ovaire, ont de multiples actions, en particulier la croissance de la muqueuse utérine, pour la préparer à la nidation de l'œuf, et la croissance fœtale. Ces hormones sont sécrétées en faible quantité dans l'organisme masculin.

Les dosages concernent différents métabolites : l'œstradiol, l'œstriol, l'œstrone.

À quoi ça sert ?

Le taux d'œstradiol augmente du premier au dernier jour du cycle menstruel : la réalisation de plusieurs dosages renseigne sur l'état de la fonction ovarienne (taux très bas chez la femme ménopausée et chez l'homme).

Le taux d'œstriol, faible en l'absence de grossesse, augmente progressivement tout au long de la gestation. Des dosages comparatifs permettent de suivre le développement fœtal.

Le taux d'œstrone, bas chez la femme en période d'activité génitale, augmente au moment de la ménopause.

Comment se passe l'examen ?

Il s'agit d'un prélèvement sanguin.

Après l'examen

Les résultats sont disponibles 4 à 8 jours plus tard.

Les normes de référence varient selon les méthodes utilisées par les laboratoires ; il faut donc leur demander leurs propres normes en même temps que le résultat des analyses.

→ Progestérone plasmatique

Qu'est-ce que c'est ?

Cet examen consiste à mesurer le taux de progestérone dans le sang. L'ovaire sécrète la progestérone au cours de la seconde partie du cycle menstruel.

À quoi ça sert ?

Cet examen, associé à un dosage des œstrogènes et à une biopsie de l'endomètre, permet de dépister une insuffisance hormonale, cause de stérilité.

Comment se passe l'examen ?

Il s'agit d'un prélèvement sanguin.

Le dosage de progestérone doit s'effectuer en dehors de toute prise de médicaments œstroprogestatifs (pilule contraceptive), au cours de la seconde partie du cycle, et s'accompagner d'un dosage des œstrogènes.

Après l'examen

Les résultats sont disponibles en 2 à 5 jours.

→ Marqueurs tumoraux - Antigène CA 125

Qu'est-ce que c'est ?

L'antigène CA 125 est une molécule présente dans le sang en cas de cancer de l'ovaire - en particulier des cancers séreux.

À quoi ça sert ?

Le dosage de l'antigène CA 125 est utile pour la surveillance du traitement antitumoral. Son élévation en cours de traitement doit faire rechercher des métastases. Mais ce test n'est ni assez sensible pour dépister le cancer, ni assez spécifique : la quantité de cette substance peut s'élever aussi en cas de cancer de l'endomètre, d'un adénocarcinome du col utérin, d'un cancer de la trompe utérine, de cancer de l'intestin ou de métastases péritonéales. Elle augmente aussi durant la grossesse, essentiellement au cours du premier trimestre, et au cours de certaines affections bénignes :

- un kyste ovarien bénin ;
- une endométriose, ou une adénomyose ;
- une inflammation de la plèvre, du péritoine ou des intestins, ou une ascite ;
- une hépatite.

Comment se passe l'examen ?

Il s'agit d'un prélèvement sanguin.

Après l'examen

Les résultats sont disponibles entre 1 et 5 jours selon les laboratoires.

Habituellement, le taux normal est inférieur à 35 UI/millilitre.

→ Marqueurs tumoraux – Antigène CA 15-3

Qu'est-ce que c'est ?

L'antigène CA 15-3 est une molécule présente dans le sang en cas de cancer du sein.

À quoi ça sert ?

Le dosage de l'antigène CA 15-3 est utile pour la surveillance du traitement antitumoral. Son élévation en cours de traitement doit faire rechercher des métastases. Mais ce test n'est ni assez sensible pour dépister le cancer, ni assez spécifique : une élévation peut s'observer dans les tumeurs bénignes du sein, dans certaines maladies du foie (cirrhose, hépatite chronique), ainsi que dans d'autres cancers comme ceux de l'ovaire et du poumon.

Comment se passe l'examen ?

Il s'agit d'un prélèvement sanguin.

Après l'examen

Les résultats sont disponibles entre 1 et 5 jours, selon les laboratoires.

Habituellement, le taux normal est inférieur à 35 UI/millilitre.

→ Spermogramme

Qu'est-ce que c'est ?

Ce test consiste à analyser le sperme, en particulier son volume, la densité de spermatozoïdes au millilitre, leur forme et leur mobilité.

Après recueil du sperme dans un récipient stérile, le laboratoire en étudie le volume, la consistance et l'acidité (pH) puis l'analyse au microscope.

Le plus souvent, le spermogramme s'accompagne d'une spermoculture (recherche d'infection du sperme).

À quoi ça sert ?

Le spermogramme permet d'établir le diagnostic de stérilité masculine.

Bien que les caractéristiques du sperme puissent varier d'un jour à l'autre, toute anomalie de volume, de nombre, de forme ou de mobilité du spermatozoïde peut provoquer la stérilité.

L'absence de spermatozoïdes ou la diminution extrême de leur taux au millilitre implique d'effectuer rapidement un bilan endocrinien pour rechercher l'origine du trouble primitif.

Il est possible de mesurer le taux de certaines substances - le fructose, par exemple - dans le sperme.

Indications de prescription

Cet examen, essentiel au bilan d'une stérilité de couple, constitue le point de départ d'autres explorations, aussi bien masculines que féminines.

Le spermogramme permet éventuellement de contrôler l'efficacité d'une vasectomie (ligature des canaux déférents).

Cet examen reste indispensable avant un don de sperme.

Contre-indications

Il n'en existe aucune.

Comment se passe l'examen ?

Le recueil de sperme s'effectue le plus souvent au laboratoire, par masturbation. Il existe d'autres méthodes de prélèvement : à domicile, après un coït interrompu. Mais elles ne se révèlent pas aussi fiables, car l'échantillon doit parvenir au laboratoire moins de 1 heure après son recueil.

Le spermogramme doit être effectué 4 à 5 mois après tout épisode infectieux ou fébrile, toute maladie virale ou toute intervention chirurgicale.

Les jours précédant le prélèvement, le patient doit éviter les bains chauds, car ils modifient la spermatogénèse, et s'astreindre à une abstinence préalable de 3 jours.

Après l'examen

Les résultats sont disponibles 2 ou 3 jours plus tard.

À l'état normal, le volume du sperme éjaculé varie (de 3 à 6 millilitres) ; il contient entre 40 et 200 millions de spermatozoïdes par millilitre, dont 60 à 80 % très mobiles, et de morphologie normale dans 70 à 90 % des cas.

En cas d'anomalie, compte tenu des variations du sperme d'un jour à l'autre, il faut renouveler l'examen.

→ Anticorps antispermatozoïdes

Qu'est-ce que c'est ?

Ce sont des anticorps dont la présence entraîne la stérilité par agglutination des spermatozoïdes.

À quoi ça sert ?

La recherche de ces anticorps vise à trouver la cause d'une stérilité masculine.

Comment se passe l'examen ?

La recherche s'effectue dans le sang (prélèvement sanguin) et dans le sperme (recueilli après 3 jours d'abstinence).

Après l'examen

Les résultats sont disponibles en 6 à 15 jours.

Un titre élevé constitue presque une preuve de stérilité. Un titre faible n'a pas de valeur.

Sur le sperme, on compte le pourcentage de spermatozoïdes présents, mobiles par rapport à un sperme témoin. Le test est considéré comme positif si 80 à 100 % des spermatozoïdes sont immobiles.

→ Frottis utérin

Qu'est-ce que c'est ?

Cela consiste à recueillir des cellules au col de l'utérus, afin de les soumettre à une étude au microscope.

À quoi ça sert ?

Cet examen révèle la présence, en cas d'anomalie, de cellules anormales et se révèle extrêmement utile pour le dépistage du cancer de l'utérus.

Contre-indications

Il n'en existe aucune.

Comment se passe l'examen ?

Le prélèvement s'effectue au cours d'un examen gynécologique, en dehors de la période des règles. Étalé sur une lame, il est ensuite coloré et examiné au microscope. Le prélèvement, indolore, dure quelques secondes.

Après l'examen

Les résultats sont disponibles 3 ou 4 jours plus tard.

→ Échographie pelvienne

Qu'est-ce que c'est ?

Cette technique, dite non invasive, utilise les ultrasons. Émis à partir d'un bloc électrique générateur et transmis par une sonde d'exploration, le faisceau d'ondes sonores, tout à fait inoffensif, pénètre l'organisme. Les divers tissus reçoivent et transmettent différemment les ondes acoustiques. L'écho des ultrasons correspond au signal enregistré quand l'onde retourne vers la sonde lors d'un changement de densité du tissu. Un appareil électronique traduit ces ondes en une image de l'organe, qui apparaît alors sur un écran ; il est possible de fixer cette image et de la photographier.

À quoi ça sert ?

L'échographie pelvienne permet de :
- voir les organes génitaux internes de la femme : ovaires, utérus et trompes ;
- suivre la croissance du fœtus au cours de la grossesse.

Indications de prescription

En gynécologie et obstétrique, l'échographie donne de nombreux renseignements.

En obstétrique, l'échographie sert à :
- établir un diagnostic précoce de grossesse normale (dès la 5e semaine après les règles) ;
- déceler une anomalie de la grossesse (par son siège) ;
- découvrir une grossesse multiple dès la 13e ou 14e semaine ;
- suivre la croissance du fœtus, en calculant son poids, à partir des mesures du périmètre de sa tête, de son abdomen et de la longueur du fémur ;
- connaître le sexe de l'enfant ;
- détecter une anomalie fœtale (95 % des anomalies peuvent être découvertes dès la 21e semaine) ;
- révéler une malformation placentaire ;
- déterminer la position fœtale en fin de grossesse.

L'échographie est donc indispensable à la surveillance de la grossesse. Trois examens semblent suffisants pour une grossesse normale : à 13, 23 et 33 semaines environ.

En gynécologie, l'échographie permet :

- d'établir un diagnostic d'hypertrophie de l'utérus ou de l'ovaire ;
- de rechercher un kyste, un abcès, un fibrome, etc.

Contre-indications

Il n'en existe aucune.

Comment se passe l'examen ?

Une échographie peut s'effectuer aussi bien à l'hôpital que chez un praticien, au cours d'une consultation ou en urgence. Elle n'exige aucune préparation particulière et se déroule en présence d'un médecin.

Le médecin applique sur la peau de la patiente un gel destiné à faciliter la transmission et la réception des ultrasons. Il déplace la sonde et suit l'image restituée sur un écran. En fin d'examen, la patiente est débarrassée du gel de contact.

Examen complètement indolore, une échographie dure 20 minutes environ.

Une sonde placée à l'intérieur du vagin peut compléter l'exploration utérine.

Après l'examen

La patiente peut reprendre immédiatement ses activités habituelles.

Les résultats sont disponibles dès la fin de l'examen ; le médecin peut les délivrer.

→ Scanner pelvien

(*Voir* Scanner abdominal.)

Qu'est-ce que c'est ?

Le scanner utilise les rayons X, mais en faisceau très étroit, avec leur propriété de traverser les tissus en fonction de leur densité ; rappelons que la dose de rayons délivrée est très faible. L'émetteur et le récepteur de rayons X sont situés sur un anneau qui tourne autour du patient allongé sur une table-chariot mobile. Les informations recueillies sont ensuite traitées par un puissant ordinateur, qui reconstitue les images en coupes axiales de 1 à 10 millimètres d'épaisseur. Dans la plupart des cas, l'examen nécessite l'utilisation d'un produit radio-opaque, ou produit de contraste, injecté par voie veineuse. Ce produit se dissout dans le sang et renforce les contrastes au niveau des viscères pleins.

À quoi ça sert ?

Le scanner abdomino-pelvien n'est pas un examen de dépistage : il est pratiqué pour compléter l'exploration d'anomalies détectées par d'autres examens radiologiques (échographie).

Indications de prescription

En gynécologie, le scanner est utile pour préciser un diagnostic et l'extension d'une maladie localisée dans le pelvis (cancers, endométriose, fibrome...), avant ou après une chirurgie.

En obstétrique, le scanner est prescrit pour mesurer le bassin en cas de présentation du siège, et pour certains après une césarienne.

Contre-indications

L'allergie à l'iode nécessite certaines précautions si l'injection de produit de contraste est nécessaire.

Comment se passe l'examen ?

Il se déroule en consultation externe, en salle de radiologie, en présence d'un médecin radiologue et d'un technicien.

Il est, le plus souvent, nécessaire d'être à jeun depuis 6 heures.

Le scanner nécessite une immobilité complète, lors de la rotation du tube, pour que les résultats obtenus soient le plus fiables possible.

Après l'examen

Les résultats complets sont disponibles 2 à 4 jours plus tard.

→ Imagerie par résonance magnétique (IRM)

Qu'est-ce que c'est ?

L'imagerie par résonance magnétique (IRM), examen non invasif, est basée sur le principe de la résonance magnétique nucléaire (RMN) : en appliquant une combinaison d'ondes électromagnétiques à haute fréquence sur une partie du corps et en mesurant le signal réémis par certains atomes (comme l'hydrogène), il est possible de déterminer la composition chimique, donc la nature, des tissus biologiques en chaque point du volume imagé.

À quoi ça sert ?

En gynécologie, l'IRM permet d'analyser les structures (seins, utérus, ovaires, ligaments, muscles et ganglions) et les éléments vasculaires (artères et veines).

Cet examen est utile pour évaluer l'extension des tumeurs (seins, utérus, ovaire, prostate...). Actuellement, il est surtout prescrit en troisième intention, pour préciser un diagnostic, après une échographie et un scanner. C'est aussi un examen de surveillance après un traitement chirurgical ou par radiothérapie.

En obstétrique, l'IRM permet d'évaluer certaines malformations fœtales, essentiellement cérébrales.

Indications de prescription

- En gynécologie, le médecin prescrit une IRM en cancérologie gynécologique en cas de suspicion d'endométriose pelvienne, de troubles de la statique pelvienne, ou pour établir le bilan d'une masse pelvienne indéterminée, d'un fibrome.
- En obstétrique, les indications les plus courantes portent sur l'exploration du cerveau fœtal : recherche d'une pathologie responsable d'une ventriculomégalie ou d'une anomalie de la biométrie céphalique ; confirmation d'une anomalie malformative ou acquise cérébrale. Les indications se sont étendues aux autres régions, permettant de préciser

le retentissement ou l'importance de pathologies cervico-faciales, thoraciques, abdominales ou pelviennes.

Les études du placenta, de la filière pelvienne et de l'appareil génito-urinaire maternel sont aussi des indications possibles de l'IRM.

Contre-indications

La présence de métaux susceptibles de se mobiliser dans le corps :
- un corps étranger métallique, où qu'il se trouve ;
- des valves cardiaques non compatibles ;
- des dispositifs biomédicaux : stimulateur cardiaque et défibrillateur cardiaque, dont le fonctionnement peut être altéré par le champ magnétique et conduire à des troubles du rythme cardiaque potentiellement mortels ;
- une pompe à insuline ;
- un neuro-stimulateur ;
- des dispositifs transdermiques dont les couches superficielles possèdent un mince halo métallique de protection qui peut être cause de brûlures (Nitriderm TTS®, Scopoderm TTS® et Neupro®, qui contiennent de l'aluminium 10).

L'état de la patiente peut constituer une contre-indication :
- son incapacité à rester allongée (insuffisance cardiaque ou respiratoire avec orthopnée) ;
- son incapacité à rester immobile (patient pusillanime, enfants, troubles psychiatriques) ;
- la claustrophobie ;
- une allergie au gadolinium, ou à son chélateur/ligand 11, ou encore à l'excipient 12 (rarissime) ;
- une insuffisance rénale sévère (uniquement en cas d'injection de produit de contraste) ;
- en cours d'allaitement : en cas d'injection de gadolinium uniquement, car il y a excrétion faible dans le lait maternel.

Comment se passe l'examen ?

Il se déroule en consultation externe, en salle de radiologie, en présence d'un médecin radiologue et d'un technicien. Il n'exige aucune préparation particulière.

L'IRM dure en général de 10 à 30 minutes. La patiente est allongée sur une table d'examen motorisée. Au cours de l'acquisition, elle ne doit pas bouger : la table se déplace automatiquement pour la faire passer dans l'antenne. Les seules gênes sont le bruit, important mais assurément pas assourdissant et l'impression d'enfermement (le corps étant dans un tube ouvert) pouvant poser problème pour des personnes claustrophobes. En général, le ou les manipulateurs en électroradiologie médicale restent en contact constant avec la patiente qui peut même faire une petite sieste (tout en restant à peu près immobile).

L'examen IRM se réalise sur une patiente en pyjama, sans montre-bracelet, bijoux, clés, carte de crédit à puce ou magnétique, etc.

Après l'examen

Les résultats complets sont disponibles en 2 à 6 jours.

→ Hystérosalpingographie

Qu'est-ce que c'est ?

Cet examen consiste à injecter dans la cavité utérine et dans les trompes un produit de contraste iodé, opaque aux rayons X, puis à effectuer des clichés radiologiques.

À quoi ça sert ?

Cet examen reste essentiel dans la détection d'anomalies, qu'elles se situent dans l'utérus ou dans les trompes, que ce soit :
- une tumeur bénigne (fibrome) ou maligne, dans l'utérus ;
- un rétrécissement des trompes, tumoral ou à la suite d'une inflammation ;
- une anomalie congénitale des trompes.

L'hystérosalpingographie sert aussi à vérifier l'efficacité d'une ligature des trompes.

Indications de prescription

Compte tenu des risques infectieux, la seule indication restante est le bilan d'infertilité.

Contre-indications

L'hystérosalpingographie est contre-indiquée en cas :
- d'hémorragie interne ;
- d'infection gynécologique : pour éviter sa propagation, il faut la traiter au préalable ;
- de grossesse : par prudence, il faut toujours pratiquer cet examen au cours des 10 premiers jours du cycle menstruel. Si l'on suppose une grossesse débutante, il faut prendre la précaution d'effectuer auparavant, en laboratoire, un test réactif de grossesse.

Une allergie à l'iode implique le respect de toutes les précautions d'usage.

Comment se passe l'examen ?

Il s'effectue en consultation externe, en salle de radiologie, en présence d'un radiologue et d'un technicien.

La patiente ne doit avoir subi aucun examen impliquant l'utilisation de baryte au cours des 4 jours précédents. La prise d'un laxatif la veille au soir, ou un petit lavement le matin (Microlax® ou Normacol®), élimine gaz et selles ; il faut uriner juste avant l'examen.

Une personne particulièrement anxieuse peut prendre un sédatif 1 heure avant l'examen.

La patiente s'allonge sur le dos, sur la table de radiologie, en position dite gynécologique : fesses au bord de la table, cuisses écartées, genoux fléchis, les pieds glissés dans des étriers latéraux. Le médecin, après un toucher vaginal, place un spéculum (appareil en plastique à usage unique, permettant d'écarter progressivement les parois du vagin) pour bien voir le col utérin, qu'il nettoie à l'aide d'une solution antiseptique. Le radiologue mesure la hauteur utérine puis applique au niveau du col un appareil destiné à l'injection du produit de contraste. Il prend des clichés au début de l'injection, et après celle-ci. Le médecin retire le spéculum.

La patiente, après mise en place d'une garniture de protection, doit marcher un peu pour évacuer partiellement le produit ; le radiologue prend alors un dernier cliché.

L'examen dure de 15 à 20 minutes. Il peut s'accompagner de contractions utérines assez intenses, pénibles mais brèves. La prise de sédatifs ou d'antispasmodiques, avant ou pendant l'examen, peut atténuer ces contractions.

Après l'examen

La patiente doit se reposer, et porter une garniture de protection, car l'évacuation du produit de contraste dure plusieurs heures et peut se prolonger durant 1 ou 2 jours. Il ne faut pas s'inquiéter de la couleur parfois rosée du liquide ainsi éliminé.

Si des crampes utérines surviennent, il ne faut pas hésiter à prendre un antispasmodique.

Les résultats sont disponibles le lendemain.

→ Hystéroscopie

Qu'est-ce que c'est ?

Cet examen consiste à introduire par le col utérin, sous contrôle visuel, un hystéroscope, tube fin de petit diamètre (4 millimètres), muni d'un système optique et comportant un canal pour le passage de très petits instruments permettant d'effectuer des prélèvements.

À quoi ça sert ?

L'hystéroscopie permet de visualiser le col et l'intérieur de l'utérus : la cavité utérine, l'endocol et les orifices tubaires.

Cet examen sert à :

- affirmer ou infirmer un diagnostic induit par d'autres examens, par exemple une hystérosalpingographie ou une échographie de l'utérus ;
- orienter les thérapeutiques médicales ou chirurgicales.

L'hystéroscopie, grâce à la vision directe, permet :

- de détecter diverses anomalies intra-utérines : des fibromes et des polypes (siège, volume, insertion, vascularisation) ; un épaississement de la muqueuse utérine, ou hyperplasie de la muqueuse endométriale ; des lésions de nature cancéreuse, par exemple un cancer de l'endomètre (siège, taille, extension) ;
- d'effectuer des prélèvements, soumis par la suite à une analyse en laboratoire ;
- de pratiquer, si nécessaire, des gestes de chirurgie intra-utérine (ablation de polypes).

Indications de prescription

Le médecin prescrit une hystéroscopie :
- souvent en complément d'une échographie ou d'une hystérosalpingographie ;
- en cas d'hémorragie : saignements en dehors des règles, que ce soit en période d'activité génitale ou lors de la préménopause, ou après la ménopause ;
- dans le cadre du bilan de certaines stérilités ;
- lorsque de petits gestes opératoires à l'intérieur de l'utérus s'imposent (hystéroscopie opératoire) : adhérences intra-utérines, malformations utérines, recherche et ablation d'un stérilet dont le fil n'est plus visible.

Contre-indications

Il en existe plusieurs : une grossesse, une infection génitale en cours, une hémorragie abondante.

Comment se passe l'examen ?

Simple et fiable, cet examen peut se pratiquer sans anesthésie, mais il s'effectue souvent sous anesthésie locale ou générale.

Un médecin gynécologue peut le réaliser en consultation. Il prescrit parfois à la patiente un traitement antibiotique préalable.

Après avoir vidé sa vessie, la patiente s'allonge sur la table d'examen, sur le dos, en position dite gynécologique : fesses au bord de la table, cuisses écartées, genoux relevés, les pieds calés dans des étriers.

Le médecin procède à un toucher vaginal, afin de repérer la position de l'utérus et de préciser sa taille. Il introduit ensuite dans le vagin un spéculum (appareil en plastique à usage unique, permettant d'écarter progressivement les parois du vagin) pour repérer le col de l'utérus : il le désinfecte à l'aide d'une compresse, puis le maintient au moyen d'une pince très fine. Le médecin pratique parfois une anesthésie locale. Il introduit l'hystéroscope dans le col de l'utérus puis insuffle doucement un gaz (ou injecte peu à peu un liquide) dans la cavité interne afin d'en écarter les parois.

L'examen dure 20 minutes environ. Comme toutes les explorations gynécologiques, il peut provoquer des douleurs contractiles : la prise d'antispasmodiques contribue à les atténuer.

Remarque : si le gynécologue pense que l'exploration peut durer plus longtemps, ou nécessiter une plus grande quantité de prélèvements, ou lorsque le col est très fermé, l'examen peut être effectué sous anesthésie générale. Cela implique alors une courte hospitalisation (de 24 à 48 heures) ; aux contre-indications, s'ajoutent donc dans ce cas celles de l'anesthésie générale. L'examen, précédé d'un bilan anesthésique, se déroule ensuite dans les conditions indiquées ci-dessus.

Après l'examen

La patiente doit porter une garniture de protection, car de légers saignements peuvent se produire.

Les résultats sont disponibles immédiatement, sauf en cas de prélèvements : ils le sont alors 3 à 4 jours plus tard.

→ Biopsie de l'endomètre

Qu'est-ce que c'est ?

Cet examen consiste à prélever des fragments d'endomètre, tissu tapissant la cavité utérine, à l'aide d'une petite curette introduite par l'orifice du col de l'utérus.

À quoi ça sert ?

L'endomètre, tissu tapissant l'intérieur de la cavité utérine, subit des modifications au cours du cycle menstruel. Entre le 1er et le 14e jour du cycle, il s'épaissit sous l'action des œstrogènes afin d'être prêt à recevoir l'œuf fécondé. Au cours de la seconde partie du cycle menstruel, notamment sous l'action de la progestérone, l'endomètre s'étire, se frange et forme une sorte de dentelle très vascularisée : en l'absence de fécondation, donc de nidation, l'endomètre se desquame. Les règles proviennent de cette desquamation de la muqueuse gorgée de sang.

L'analyse d'un fragment d'endomètre fournit plusieurs renseignements :

- sur le développement, normal ou non, du tissu en fonction du cycle : les œstrogènes ont-ils correctement rempli leur fonction ? La progestérone a-t-elle développé les glandes et leur vascularisation ? À chaque jour

correspond un aspect caractéristique de l'endomètre : l'aspect du tissu permet de préciser l'insuffisance hormonale ;
- sur la présence de tissu anormal du fait de l'apparition d'une tumeur.

Indications de prescription

Le médecin prescrit cet examen :
- en cas d'hémorragie ou de saignements (en dehors des règles), avant ou après la ménopause ;
- dans le cadre des explorations destinées à rechercher un déficit hormonal à l'origine d'une stérilité ou de fausses couches répétées ;
- pour retrouver la cause de saignements d'origine endo-utérine (à l'intérieur de l'utérus) ;
- pour éliminer une lésion maligne.

Contre-indications

La biopsie de l'endomètre est contre-indiquée en cas :
- de grossesse ;
- d'infection génitale haute (des trompes ou de l'utérus).

Elle doit se pratiquer de préférence en l'absence de tout traitement hormonal.

Comment se passe l'examen ?

Il s'effectue en consultation externe, dans la salle d'examen du spécialiste et n'exige aucune préparation.

La patiente s'allonge sur le dos, en position dite gynécologique : fesses au bord de la table d'examen, cuisses écartées, genoux fléchis, et pieds calés dans les étriers.

Le gynécologue pratique d'abord un toucher vaginal pour explorer le vagin et le col de l'utérus. Simultanément, il palpe la partie basse de l'abdomen afin de préciser la position de l'utérus. Il place ensuite un spéculum (appareil en plastique à usage unique, permettant d'écarter progressivement les parois du vagin). Par le col utérin, il place une sonde dans la cavité afin de mesurer la taille de l'utérus (hystérométrie). Il effectue ensuite, à l'aide d'une curette, les prélèvements sur les parois de l'utérus (antérieures, latérales et postérieures). Il envoie par la suite ces prélèvements à un laboratoire d'analyses.

Cet examen dure 15 minutes environ. Il est désagréable à cause de la position adoptée et, surtout, des douleurs contractiles qui peuvent survenir lors des prélèvements ; la prise d'antispasmodiques contribue à atténuer ces douleurs.

Après l'examen

La patiente peut reprendre ses activités habituelles. Elle doit porter une garniture de protection, car la biopsie entraîne fréquemment de légers saignements. Les douleurs pelviennes sont rares.

La patiente doit surveiller sa température pendant 48 heures et, en cas de fièvre, de saignement ou de douleur persistante, consulter son gynécologue.

Les résultats sont disponibles 5 jours (au plus tôt) après l'examen.

→ Cœlioscopie

Qu'est-ce que c'est ?

Cet examen, acte chirurgical effectué sous anesthésie générale, consiste à explorer la cavité péritonéale et les organes génitaux internes féminins : utérus, trompes et ovaires - ce après insufflation d'un gaz -, à l'aide d'un tube rigide muni d'un système optique (comme le laparoscope).

Indications de prescription

Cet examen est très utilisé :

- en urgence, pour préciser l'origine d'un symptôme douloureux pelvien aigu ;
- dans le cadre du bilan d'une stérilité, associé alors à un autre examen, l'épreuve de perméabilité au bleu ;
- pour trouver l'origine de douleurs pelviennes chroniques ;
- pour effectuer le bilan préopératoire d'une masse pelvienne : utérine, ovarienne ou autre.

La cœlioscopie peut s'accompagner d'un geste chirurgical :

- ponction d'ovocyte pour fécondation *in vitro* ;
- stérilisation tubaire (par clips ou par anneaux de Yoon) ;
- intervention endoscopique ;
- traitement de grossesse extra-utérine ;
- salpingectomie (ablation d'une trompe) ;
- ablation de certains kystes ovariens.

Contre-indications

Il existe de nombreuses contre-indications, outre celles liées à l'anesthésie générale :
- insuffisance cardiaque ou respiratoire ;
- troubles de la coagulation ;
- obésité ;
- risque d'adhérences abdominales, digestives, à la suite d'interventions abdominales multiples.

Comment se passe l'examen ?

Comme toute intervention chirurgicale, la cœlioscopie implique une hospitalisation. Elle s'effectue au bloc opératoire, sous anesthésie générale, après un bilan sanguin et anesthésique.

L'obstétricien pratique une ponction, le plus souvent dans la région ombilicale, et gonfle la cavité abdominale à l'aide d'un gaz, comme pour une laparoscopie. Après avoir réalisé une courte incision (moins de 1 centimètre), dans la région ombilicale (nombril), il introduit un cœlioscope : ce tube, de 8 millimètres de diamètre environ, muni d'un système optique et d'une source de lumière, permet de visualiser la cavité péritonéale et pelvienne.

L'examen dure 20 minutes en l'absence de geste opératoire. Il dure plus longtemps si le spécialiste doit effectuer une ponction de kystes ou accomplir un geste thérapeutique.

La cœlioscopie peut constituer la première phase de diagnostic avant une intervention chirurgicale, que le chirurgien pratique dans le même temps, à condition d'en avoir informé la patiente au préalable.

Après l'examen

La patiente bénéficie de la surveillance postopératoire habituelle. Elle doit rester à jeun jusqu'au soir. Une gêne dans l'abdomen et dans les épaules, due à la présence du gaz, peut persister. Elle peut être douloureuse et justifier des antalgiques intraveineux.

En l'absence d'intervention chirurgicale associée, la patiente quitte l'hôpital 24 ou 48 heures plus tard.

Les résultats sont disponibles dès la fin de l'examen, sauf en cas de prélèvements ; dans ce cas, ils le sont 2 à 3 jours plus tard.

→ Amniocentèse

Qu'est-ce que c'est ?

Cet examen, effectué en cours de grossesse, consiste à introduire une aiguille fine à travers les parois abdominale et utérine afin de prélever du liquide amniotique pour le soumettre à une analyse.

Le médecin pratique ce prélèvement après repérage de l'emplacement du placenta, du fœtus et du liquide amniotique (liquide dans lequel baigne le fœtus) au moyen d'une échographie pelvienne.

À quoi ça sert ?

L'analyse du liquide amniotique apporte de nombreux renseignements, variant selon le moment de la grossesse où est pratiquée l'amniocentèse.

L'amniocentèse précoce, avant le 4e mois de grossesse, s'effectue dans le cadre d'un diagnostic prénatal en cas de risques. Elle permet :
- de réaliser une étude chromatique fœtale, par la culture de cellules présentes dans le liquide amniotique (recherche de mongolisme, ou d'autres trisomies) ;
- d'effectuer des dosages biologiques de substances, présentes ou en plus grande quantité dans certaines malformations fœtales ;
- de déterminer le sexe de l'enfant, distinction utile pour le dépistage de maladies génétiques liées au sexe ;
- de rechercher certaines maladies métaboliques ;
- d'évaluer certaines maladies infectieuses (toxoplasmose, rubéole, maladie à cytomégalovirus).

Indications de prescription

Le médecin prescrit une amniocentèse chaque fois qu'un facteur induit un risque pour l'enfant à venir :
- âge de la mère supérieur à 38 ans ;
- anomalies biologiques : test HT21 ;
- antécédents familiaux de maladie chromosomique, génétique ou malformative ;
- malformation découverte en cours de grossesse au moyen d'une échographie, afin d'en préciser la gravité ;
- certaines incompatibilités sanguines entre mère et fœtus ;
- recherche d'une infection du liquide amniotique.

En ce qui concerne l'amniocentèse précoce, le médecin doit avertir les parents : en cas de résultat défavorable, un avortement thérapeutique est proposé.

Le médecin prescrit une amniocentèse tardive, à tout autre moment de la grossesse :
- en cas d'anomalie fœtale découverte à l'échographie ;
- en cas d'incompatibilité sanguine entre le fœtus et la mère ;
- en cas d'apparition de maladies infectieuses.

Contre-indications

Des troubles de la coagulation, dus à une maladie ou à un traitement, peuvent constituer une contre-indication.

Si la mère est de rhésus négatif, il faut, en même temps, appliquer un traitement préventif (sérum anti-D).

En cas de séropositivité VIH de la mère, certaines précautions sont nécessaires pour diminuer les risques de contamination fœtale.

En cas d'anomalie du liquide amniotique ou d'implantation du placenta, l'amniocentèse peut s'effectuer sous contrôle échographique.

Comment se passe l'examen ?

Un contrôle du placenta, du liquide amniotique et de la vitalité fœtale, effectué au moyen d'une échographie, doit toujours précéder l'amniocentèse, ainsi qu'une étude du groupe sanguin rhésus (et parfois de la coagulation).

Un gynécologue obstétricien réalise l'examen en consultation externe, en salle d'obstétrique.

La patiente doit uriner juste avant l'examen. Elle s'allonge sur le dos.

L'examen commence par une échographie : le médecin repère ainsi le placenta, le fœtus et le liquide amniotique. Il choisit alors l'endroit à ponctionner, désinfecte la peau et entoure la zone de champs stériles. (Il réalise parfois une anesthésie locale de la peau.) Il pique l'aiguille dans l'abdomen perpendiculairement (en se guidant, au besoin, grâce à l'échographie), puis aspire 10 à 20 centimètres cubes de liquide amniotique, qu'il dépose dans des tubes pour analyse ultérieure. Il retire l'aiguille et comprime durant quelques instants la zone ponctionnée.

L'examen dure 20 minutes, la ponction proprement dite quelques secondes seulement.

Appréhendée par la patiente, l'amniocentèse est souvent indolore. Mais le passage de l'aiguille au travers de la paroi utérine peut provoquer des contractions, et l'aspiration du liquide paraître désagréable. Cet examen est en fait plus angoissant que réellement douloureux. Une personne anxieuse peut demander un sédatif avant l'examen.

Après l'examen

La patiente se repose quelques instants.

Le médecin, ou une sage-femme, contrôle l'activité cardiaque du fœtus avant le départ de la patiente, et effectue parfois une vérification échographique.

La patiente doit surveiller sa température les jours suivants et, en cas de fièvre, de saignements ou de contractions, consulter son médecin.

Selon les dosages et les prélèvements effectués, les résultats ne sont pas disponibles au même moment : quelques heures ou quelques jours pour les prélèvements, trois semaines pour le caryotype (tableau schématique de l'ensemble des chromosomes d'un individu).

L'amniocentèse peut être remplacée :
- par un prélèvement de villosités placentaires, qui s'effectue plus précocement : avant 11 semaines d'aménorrhée (temps en semaines depuis les dernières règles). Cet examen permet d'obtenir rapidement le résultat du caryotype, mais il présente un peu plus de risques de fausse couche ;
- par un prélèvement du sang fœtal au cordon, par exemple pour établir un diagnostic de toxoplasmose ou de rubéole fœtale. Cet examen, qui peut se pratiquer à partir de 20 semaines d'aménorrhée, permet d'obtenir des résultats de l'étude chromosomique en quelques jours et de réaliser de nombreux examens complémentaires.

→ Amnioscopie

Qu'est-ce que c'est ?

Cet examen consiste à observer la couleur du liquide amniotique, liquide dans lequel baigne le fœtus au cours de la grossesse, à travers les membranes. L'amnioscopie s'effectue à l'aide d'un endoscope, fin tube rigide transmettant la lumière et muni d'un oculaire, introduit dans le col de l'utérus.

Cet examen se limite à la vision du liquide amniotique à travers la membrane et ne s'accompagne d'aucun prélèvement.

À quoi ça sert ?

À l'état normal, le liquide amniotique apparaît translucide. En cas de souffrance du fœtus, celui-ci élimine du méconium, première substance fécale qui se trouve dans son rectum. Le méconium trouble le liquide amniotique.

L'amnioscopie permet donc de déceler une souffrance fœtale. Mais le médecin ou la sage-femme doit interpréter cet examen en fonction des autres signes cliniques ou biologiques, car il peut se trouver du méconium dans le liquide amniotique au cours d'une grossesse normale. De plus, certaines souffrances fœtales peuvent, exceptionnellement, ne pas s'accompagner d'élimination de méconium.

Indications de prescription

Le médecin prescrit une amnioscopie seulement pour rechercher une souffrance fœtale, et lorsque le col est perméable :
- durant le dernier mois en cas de grossesse pathologique (diabète, hypertension artérielle, retard de croissance fœtale) ;
- en fin de grossesse, à terme (surveillance de dépassement de terme) ;
- en début de travail.

Contre-indications

Une infection herpétique connue en fin de grossesse constitue une contre-indication ainsi que le placenta *prævia* (mal positionné).

L'amnioscopie ne peut s'effectuer si le col de l'utérus est fermé.

Comment se passe l'examen ?

Un gynécologue obstétricien, ou une sage-femme, réalise cet examen en salle d'obstétrique, ou en salle de travail, ou simplement en salle de consultation.

L'amnioscopie n'exige aucune préparation particulière, mais la patiente doit vider sa vessie avant l'examen.

La patiente s'allonge sur le dos, en position dite gynécologique : cuisses écartées, genoux fléchis, pieds calés dans des étriers.

Après une toilette de la vulve, le praticien procède à un toucher vaginal pour repérer le col utérin. Il introduit ensuite l'endoscope jusqu'à l'orifice du col, puis le pousse dans le canal cervical. Si nécessaire, le praticien place dans le vagin un spéculum (appareil en plastique à usage unique, permettant d'en écarter progressivement les parois) pour mieux voir le col de l'utérus.

L'examen dure 15 minutes environ. La dilatation du col de l'utérus lors du passage de l'endoscope peut provoquer des contractions utérines douloureuses ; la prise d'antispasmodiques contribue à atténuer ces douleurs contractiles.

Après l'examen

Quelques contractions douloureuses de l'utérus peuvent encore survenir ; la prise d'antispasmodiques les atténue.

Il faut s'assurer de l'absence d'écoulement de liquide.

Les résultats sont disponibles immédiatement.

→ Mammographie

Qu'est-ce que c'est ?

Cela consiste à effectuer une radiographie d'un sein ou des deux. Un appareil radiologique spécifique donne une image précise de la glande mammaire.

À quoi ça sert ?

La mammographie permet de préciser la nature d'un nodule : kyste, nodule dystrophique, tumeur maligne.

Bien qu'essentiel, souvent cet examen ne peut remplacer une biopsie (prélèvement de tissu aux fins d'analyse), nécessaire pour préciser la nature exacte du nodule.

Indications de prescription

Le médecin prescrit une mammographie lorsqu'il détecte, par palpation, la présence dans le sein d'une grosseur anormale.

Une campagne nationale de dépistage propose, à toutes les femmes âgées de 50 ans et plus, une mammographie tous les deux ans, intégralement remboursée.

Contre-indications

Il n'en existe aucune.

Comment se passe l'examen ?

Il se déroule en consultation externe, en salle de radiologie, en présence d'un médecin radiologue et d'un technicien. Il n'exige aucune préparation particulière.

La patiente doit poser le sein à plat sur une petite planche ; ensuite, une tablette verticale glissée entre les seins les sépare. Le radiologue prend des clichés de face, de profil et parfois à l'oblique.

Pour obtenir de meilleurs clichés, le sein est comprimé sur la tablette. Excepté cette compression, désagréable, la mammographie est indolore. Elle dure 10 minutes environ.

Après l'examen

Les résultats complets sont disponibles le jour même ou le lendemain, mais le radiologue peut donner les premiers renseignements juste après l'examen.

En cas de dépistage systématique, les résultats sont disponibles quelques jours plus tard, car il y a une double lecture des clichés.

→ Galactographie

Qu'est-ce que c'est ?

Cet examen consiste à injecter un produit de contraste, opaque aux rayons X, dans les canaux galactophores (conduisant le lait des cellules qui le fabriquent vers l'extérieur, c'est-à-dire au mamelon) puis à effectuer une radiographie.

À quoi ça sert ?

La galactographie sert essentiellement à dépister la présence d'un abcès, d'un kyste ou d'une tumeur.

Indications de prescription

Le médecin prescrit cet examen en cas d'écoulement par le mamelon.

Contre-indications

La grossesse constitue une contre-indication. Par prudence, il faut donc effectuer cet examen au cours des 10 premiers jours du cycle menstruel.

Une allergie à l'iode implique le respect de toutes les précautions d'usage.

Comment se passe l'examen ?

Il s'effectue en même temps qu'une mammographie : en consultation externe, en salle de radiologie, en présence d'un médecin radiologue et d'un technicien.

Après repérage du pore par lequel passe l'écoulement, le médecin le cathétérise à l'aide d'une fine aiguille puis il injecte le produit iodé.

Si l'injection provoque une douleur ou si le liquide reflue, le médecin cesse l'examen.

Le radiologue procède ensuite comme lors d'une mammographie. L'examen dure plus longtemps, entre 20 et 30 minutes, et il est plus pénible.

Après l'examen

La patiente doit placer une compresse sur le mamelon examiné pour éviter de tacher son linge.

Les résultats sont disponibles immédiatement.

8

Glandes endocrines (hypophyse, thyroïde, surrénales)

L'organisme comporte de multiples glandes endocrines qui déversent leur sécrétion directement dans la circulation sanguine. Pour la majorité d'entre elles (thyroïde, glandes surrénales ou sexuelles – seins, ovaires, testicules), leur fonctionnement dépend d'une petite glande située à la base du cerveau, appelée l'hypophyse, elle-même sous la dépendance d'une zone du cerveau appelée l'hypothalamus. L'ensemble hypothalamus-hypophyse est un véritable « chef d'orchestre » des sécrétions hormonales de la thyroïde, de la surrénale, de l'ovaire et des testicules. L'hypophyse stimule la sécrétion des glandes endocrines grâce à des hormones appelées stimulines : la TSH pour la glande thyroïde, l'ACTH pour la glande surrénale, la FSH et la LH pour les ovaires et les testicules. En dehors de ces stimulines, l'hypophyse sécrète d'autres hormones ayant une action directe, comme la GH et la STH nécessaires à la croissance, la prolactine pour la lactation, l'ADH pour l'élimination des urines.

Pour étudier la fonction des glandes endocrines, il existe plusieurs possibilités, les principales étant :
- le dosage sanguin des hormones sécrétées : hormones thyroïdiennes ; cortisolémie pour la glande cortico-surrénalienne ; FSH, LH et GH pour l'hypophyse ;
- les tests de stimulation basés sur le dosage sanguin de ces hormones, après stimulation artificielle par l'hormone responsable de la sécrétion (exemple : après injection de TSH – hormone hypophysaire responsable de la sécrétion de la thyroïde –, dosage des hormones thyroïdiennes T3 et T4).

En ce qui concerne l'étude morphologique, la radiographie du crâne et le scanner cérébral donnent une idée du volume de l'hypophyse ; l'échographie permet d'apprécier la thyroïde. La scintigraphie permet d'étudier non seulement la morphologie de cette glande mais aussi son fonctionnement.

D'autres glandes endocrines existent dans l'organisme, sans dépendre de l'hypophyse : les glandes parathyroïdes qui sécrètent la parathormone, le pancréas qui sécrète l'insuline et le glucagon. L'insuffisance de sécrétion d'insuline entraîne le diabète. Son dépistage repose sur le dosage de l'hémoglobine A1C qui reflète la somme des glycémies des 2 à 3 derniers mois. C'est la fraction de la molécule d'hémoglobine qui accroche le sucre, proportionnellement à sa concentration sanguine. On peut évaluer la sécrétion d'insuline persistante en dosant le peptide C : celui-ci est présent dans l'insuline fabriquée par le pancréas, mais il a disparu dans la composition des insulines purifiées du commerce. Le diabète peut nécessiter un traitement de remplacement par insuline.

→ Dosage de la T4 (thyroxine libre) et accessoirement de la T3 (tri-iodothyronine)

Qu'est-ce que c'est ?

La glande thyroïde sécrète plusieurs hormones, dont la T4 est la principale. L'hormone thyroïdienne se trouve dans le sang :
- sous forme libre, seule active ;
- sous forme liée aux protéines.

C'est la fraction libre (T4) qui se dose actuellement, de façon courante.

À quoi ça sert ?

Le dosage de T4 fait partie du bilan de l'état de la fonction thyroïdienne. Il permet d'orienter le diagnostic vers un dérèglement du fonctionnement de la glande : hypothyroïdie lorsque la T4 est diminuée, ou hyperthyroïdie quand elle est augmentée.

Comment se passe l'examen ?

Le prélèvement sanguin (prise de sang) doit s'effectuer le matin sur un patient à jeun.

Avant l'examen, il faut cesser toute prise de médicaments pouvant modifier le taux sanguin de l'hormone : antithyroïdiens, médicaments à base d'hormones thyroïdiennes, lithium, Cordarone® et la prise de produits iodés (scanner, coronarographie...), etc.

Après l'examen

Les résultats de T4 sont disponibles en 24 heures. Le dosage de T3 ne se fait pas en routine.

Les taux normaux varient d'un laboratoire à l'autre en fonction des méthodes de dosage utilisées.

→ Anticorps antithyroïdiens

Qu'est-ce que c'est ?

Les anticorps antithyroïdiens sont des molécules fabriquées par l'organisme et dirigées contre la thyroïde de ce même organisme – comme une autodestruction.

Il en existe deux sortes :
- les stimulants, présents dans la maladie de Graves-Basedow et qui entraînent une hyperthyroïdie ;
- les bloquants : les anticorps anti-thyroperoxydase (anti-TPO) et en moindre mesure anti-thyroglobuline, entraînant une hypothyroïdie.

À quoi ça sert ?

Ces anticorps sont présents principalement dans les maladies thyroïdiennes dites auto-immunes. Les taux les plus élevés s'observent dans la thyroïdite d'Hashimoto, la maladie de Basedow, ainsi que pour le cancer de la thyroïde.

Le dosage des anticorps antithyroïdiens sert aussi au diagnostic des hyperthyroïdies néonatales.

Comment se passe l'examen ?

Il s'agit d'un prélèvement sanguin.

Après l'examen

Les résultats sont disponibles en 2 à 6 jours, selon les laboratoires.

Le taux normal est inférieur à 40 UI/millilitre.

→ Dosage de la TSH et TSH US (thyréostimuline hypophysaire)

Qu'est-ce que c'est ?

Cela consiste à doser l'hormone TSH dans le sang qui stimule le fonctionnement de la thyroïde. Cette hormone est sous la dépendance de l'hypothalamus et du taux d'hormones thyroïdiennes circulantes. La T4 et T3 jouent ainsi un rôle d'autorégulation.

Si ces taux diminuent, l'hypophyse sécrète une grande quantité de TSH, et vice versa.

À quoi ça sert ?

Ce dosage est essentiel pour diagnostiquer une anomalie de fonctionnement de la glande thyroïde (hypothyroïdie), en complément avec les dosages de T4 et T3.

Un taux élevé de TSH indique une incapacité de la glande thyroïde à fonctionner, et à sécréter les hormones spécifiques.

Un taux bas de TSH peut s'observer dans deux cas :

- un excès d'hormones thyroïdiennes qui freine l'hypophyse (hyperthyroïdie) ;
- une insuffisance de la glande hypophysaire qui ne peut sécréter son hormone TSH.

Le dosage de l'ensemble T4 et TSH US permet de préciser l'importance du trouble hormonal ainsi que son origine, c'est-à-dire la glande en cause : la thyroïde ou l'hypophyse.

Comment se passe l'examen ?

Le prélèvement sanguin s'effectue à n'importe quel moment. Puis il est immédiatement centrifugé et congelé.

Après l'examen

Les résultats sont disponibles en 48 heures.

Le taux normal varie selon la technique utilisée par le laboratoire d'analyses.

→ Anticorps anti-récepteurs de la TSH

Qu'est-ce que c'est ?

Ces anticorps, molécules fabriquées par l'organisme, interviennent au niveau des cellules de la thyroïde sur les récepteurs d'une hormone venue de l'hypophyse, la TSH, chargée de stimuler la sécrétion de la glande thyroïde. Ces anticorps peuvent être stimulateurs ou inhibiteurs.

À quoi ça sert ?

Cet examen sert essentiellement au diagnostic de l'hyperthyroïdie de la maladie de Basedow, mais aussi pour celui de l'hypothyroïdie.

Comment se passe l'examen ?

Il s'agit d'un prélèvement sanguin.

Après l'examen

Les résultats sont disponibles 2 à 10 jours plus tard selon les laboratoires.

Les valeurs normales sont précisées par le laboratoire.

→ Échographie thyroïdienne

Qu'est-ce que c'est ?

(*Voir* Échographie abdominale.)

À quoi ça sert ?

L'échographie thyroïdienne est l'examen de référence pour l'exploration morphologique de la thyroïde. Elle est essentielle pour évaluer le volume de la glande, pour diagnostiquer une tumeur bénigne (kyste, adénome) ou maligne (cancer).

Elle permet de repérer les glandes parathyroïdes situées derrière la thyroïde et de diagnostiquer une tumeur bénigne (adénome).

Contre-indications

Il n'en existe aucune.

Comment se passe l'examen ?

L'échographie de la thyroïde s'effectue dans un cabinet de radiologie, aussi bien à l'hôpital que chez un praticien, au cours d'une consultation, en présence d'un médecin assisté d'un aide.

Il n'est pas nécessaire d'être à jeun.

Le médecin applique sur la peau du patient un gel destiné à faciliter la réception et la transmission des ultrasons. Il déplace la sonde sur la peau et suit l'image sur un écran (scopie). Il débarrasse ensuite le patient du gel de contact.

Cet examen totalement indolore dure 20 minutes environ.

Après l'examen

Des premiers résultats sont disponibles immédiatement. Le compte rendu est disponible le lendemain.

→ Scintigraphie thyroïdienne

Qu'est-ce que c'est ?

Cet examen consiste à administrer une substance radioactive ayant une affinité particulière pour la glande thyroïde puis à enregistrer la radioactivité émise par le produit spécifique (iode et technétium). La dose de radioactivité, tout à fait infime, ne présente aucun danger. Le produit peut être absorbé par voie buccale ou injecté par voie intraveineuse. La thyroïde capte la substance 24 heures après l'absorption par la bouche, et beaucoup plus rapidement après une injection : 2 heures lui suffisent alors.

À quoi ça sert ?

La glande thyroïde, formée de deux lobes symétriques reliés par un isthme, est appliquée contre la partie haute de la trachée (3 centimètres au-dessus du sternum), à la partie antérieure et inférieure du cou. Son fonctionnement dépend d'une substance fabriquée par le cerveau. La glande thyroïde sécrète elle-même une substance nécessaire à l'organisme.

Une sécrétion insuffisante (hypothyroïdie) ou excessive (hyperthyroïdie) entraîne des troubles.

Un dérèglement du fonctionnement modifie la capacité de fixation du produit radioactif par la glande thyroïde. La scintigraphie thyroïdienne donne donc des indications sur la taille, la forme, l'homogénéité (ou l'hétérogénéité) et le fonctionnement de cette glande endocrine.

Indications de prescription

Cet examen est essentiel pour l'exploration morphologique et fonctionnelle de la glande thyroïde ; une échographie complète l'étude morphologique.

Le médecin prescrit une scintigraphie thyroïdienne :

– en présence d'une masse, palpée ou visible sur une radio pulmonaire, située dans la partie haute du sternum ;

- en cas d'hyperfonctionnement de la glande, décelé par un dosage hormonal, pour déterminer si cela provient d'une maladie de toute la glande (maladie de Basedow) ou d'une zone nodulaire hypersécrétante ;
- en présence d'un nodule à hauteur du cou, pour en préciser la taille, l'emplacement et son hyposécrétion ou hypersécrétion - tous renseignements indispensables avant une intervention chirurgicale ;
- pour surveiller le parenchyme (tissu) thyroïdien après une intervention chirurgicale.

Contre-indications

Cet examen est formellement contre-indiqué en cours de grossesse et d'allaitement.

Pour bénéficier d'une scintigraphie thyroïdienne, le patient ne doit pas avoir absorbé de médicament à base d'iode, ni subi d'examen radiologique (utilisant un produit iodé).

L'iode radioactif ne provoque aucune allergie.

Comment se passe l'examen ?

Il se déroule en consultation externe, dans un service de médecine nucléaire, en présence d'un médecin spécialiste et d'un technicien. Il n'exige aucune préparation particulière.

Deux heures avant l'examen, une infirmière injecte au patient, par voie intraveineuse, le produit radioactif - le produit peut être administré sous forme de gélule 24 heures avant l'examen.

Le patient repose sur le dos et la caméra vient se placer au-dessus de son cou.

L'enregistrement dure de 15 à 30 minutes, durant lesquelles le patient doit rester immobile.

L'examen est tout à fait indolore.

Du fait de la dose minime de radioactivité, le produit administré ne présente aucun danger pour le patient, ni à court terme, ni à long terme.

Après l'examen

Le patient peut reprendre immédiatement ses activités habituelles, il n'éprouvera aucune fatigue.

Le médecin prescripteur reçoit les résultats 2 à 3 jours plus tard.

→ Cortisolémie

Qu'est-ce que c'est ?

Cela consiste à doser une hormone sécrétée par les glandes surrénales, petites glandes situées aux pôles supérieurs des reins, mais n'ayant rien à voir avec le fonctionnement des reins.

Cette hormone dépend d'une autre, l'ACTH, sécrétée celle-là par la glande hypophyse (située dans le cerveau).

À quoi ça sert ?

Une augmentation de cortisol plasmatique provient d'une hypersécrétion de la glande surrénale (maladie de Cushing) ou d'une hyperstimulation par l'ACTH. Une diminution du taux de cortisol peut correspondre à une atrophie de cette même glande (maladie d'Addison).

Comment se passe l'examen ?

Le prélèvement sanguin doit s'effectuer 2 fois dans la journée : vers 8 heures et 20 heures.

Après l'examen

Pour un examen effectué en urgence, les résultats sont disponibles en moins de 24 heures ; sinon, ils le sont en 24 ou 48 heures.

Les taux normaux dépendent des méthodes de dosage :
- le matin, ils varient de 100 µg/litre à 250 µg/litre ;
- le soir, le plus proche de minuit, ils sont inférieurs à 60 µg/litre.

→ Prolactinémie

Qu'est-ce que c'est ?

Cet examen consiste à mesurer le taux sanguin de prolactine, une hormone sécrétée par une petite glande située dans le cerveau, l'hypophyse - sorte de « chef d'orchestre » des autres glandes de l'organisme.

La prolactine agit sur la glande mammaire pour en déclencher la sécrétion lactée.

À quoi ça sert ?

Une hypersécrétion de prolactine peut orienter vers différents diagnostics :
- certaines lésions de l'hypophyse s'accompagnent d'une hypersécrétion de cette hormone ;
- certains médicaments, tels les neuroleptiques, favorisent la sécrétion de prolactine.

Comment se passe l'examen ?

Il s'agit d'un prélèvement sanguin.

Après l'examen

Les résultats sont disponibles en 2 à 5 jours.

Les valeurs normales sont :
- pour une femme en activité génitale, de 2 à 19 µg/litre ;
- pour une femme après ménopause, de 2 à 12 µg/litre.

Pendant la grossesse, les taux augmentent considérablement et ils persistent lors de l'allaitement.

→ Glycémie

Qu'est-ce que c'est ?

Cela consiste à mesurer le taux de glucose dans le sang, taux qui reste dans des limites bien précises grâce à l'intervention de multiples hormones.

À quoi ça sert ?

Les cellules utilisent le glucose, principale source d'énergie de l'organisme, pour fonctionner. Le cerveau ne se nourrissant que de sucre, l'hypoglycémie entraîne une souffrance cérébrale.

Le médecin prescrit un dosage de la glycémie lorsqu'un patient boit de l'eau en grande quantité, mange beaucoup et urine de même, afin de rechercher un diabète.

Son dépistage s'effectue au moyen de deux dosages. On l'affirme si la glycémie est :
- à jeun supérieure à 1,1 g/litre ou à 6,1 mmol/litre ;

- supérieure à 2 g/litre, à 12 mmol/litre, à n'importe quel moment de la journée.

À ces dosages, s'associe la recherche de sucre dans les urines (glycosurie) d'une journée (24 heures).

Comment se passe l'examen ?

Il s'agit d'un prélèvement sanguin.

Après l'examen

Les résultats sont disponibles 24 heures plus tard.

La glycémie normale à jeun est de 0,75 à 1 g/litre (ou 5 mmol/litre).

→ Hyperglycémie provoquée

Qu'est-ce que c'est ?

Cet examen consiste à doser le taux de sucre dans le sang après absorption d'une quantité déterminée de glucose, à en étudier les variations et à évaluer le temps que met l'organisme à rétablir un taux stable.

À quoi ça sert ?

Beaucoup moins utilisé qu'autrefois, cet examen s'effectue souvent en même temps qu'un dosage de l'insuline dans le plasma.

En cas de mauvaise absorption du sucre, la glycémie ne « monte » pas, la courbe reste plate ; mais cela peut se produire chez un sujet en bonne santé.

En cas de gastrectomie, l'organisme absorbe plus vite le glucose : le taux maximal peut donc être élevé, suivi d'une chute importante de la glycémie (hypoglycémie) avant le retour à la normale. Le même processus s'observe chez les personnes sujettes à des malaises hypoglycémiques après les repas (hypoglycémies fonctionnelles).

Pour une personne diabétique, le chiffre de base à jeun est supérieur à la normale, le taux maximal est plus élevé ; le retour à la normale s'effectue beaucoup plus lentement.

Comment se passe l'examen ?

Le patient, à jeun, absorbe 75 grammes de glucose dissous dans un verre d'eau. L'infirmière effectue un premier prélèvement de sang pour étude de la glycémie au temps 0, puis renouvelle les prises de sang toutes les demi-heures pendant 3 heures.

Après l'examen

À l'état normal, la glycémie à jeun est de 5 mmol/litre ; elle atteint 7 à 8 mmol/litre 1 heure après le début du test, et revient à la normale au bout de 3 heures.

→ Insulinémie

Qu'est-ce que c'est ?

L'insuline est une hormone secrétée par le pancréas, suite à une élévation de la glycémie. Elle favorise la pénétration du glucose dans les cellules et son utilisation. Elle intervient également dans le stockage et l'élimination du glucose par le foie.

À quoi ça sert ?

Son dosage est prescrit principalement en cas d'hypoglycémie, à la recherche d'une tumeur du pancréas.

Comment se passe l'examen ?

Il s'agit d'un prélèvement sanguin réalisé à jeun.

Après l'examen

Les résultats sont disponibles en 3 à 8 jours.
Les valeurs normales sont, à jeun, de 10 à 20 mUI/litre.

→ Peptide C

Qu'est-ce que c'est ?

Cela consiste à doser dans le sang une molécule de protéine liée à l'insuline sécrétée.

À quoi ça sert ?

Le dosage de peptide C donne une idée de l'état de sécrétion d'insuline par le pancréas. Ce dosage présente un très grand intérêt, car il permet de déterminer, chez un patient diabétique, l'existence d'une sécrétion d'insuline et d'en évaluer l'importance.

Comment se passe l'examen ?

Le prélèvement sanguin s'effectue après stimulation du pancréas, glande qui sécrète l'insuline, soit par un repas, soit par l'injection de glucagon.

Après l'examen

Les résultats sont disponibles de façon variable selon le laboratoire.
Les taux normaux sont de 1 à 5 µg/litre.

→ Hémoglobine glycosylée (Hb A_1 C)

Qu'est-ce que c'est ?

La molécule d'hémoglobine possède une extrémité sur laquelle se fixe le sucre : c'est cette zone qui représente l'hémoglobine glycosylée.

Le taux plasmatique de cette protéine dépend de la concentration sérique du glucose. Comme cette protéine dépend aussi de la durée de vie des globules rouges (120 jours), son taux renseigne sur la glycémie au cours des deux derniers mois.

À quoi ça sert ?

Ce dosage, très intéressant pour une personne diabétique - surtout traitée par insuline -, renseigne sur l'équilibre du diabète au cours des deux derniers mois et indique si les variations de la glycémie restent dans des limites acceptables.

Mais une interprétation correcte implique la certitude qu'il n'y a chez le patient examiné ni maladie du sang associée (modifiant la vie du globule rouge), ni maladie de l'hémoglobine, ni insuffisance rénale.

Comment se passe l'examen ?

Il s'agit d'un prélèvement sanguin.

Après l'examen

Les résultats sont obtenus en 2 à 5 jours.

Ils sont donnés en pourcentage du taux global de l'hémoglobine dans le sang. Les taux normaux varient selon les méthodes de dosage employées ; chaque laboratoire fournit sa norme. En général, elle est inférieure à 7 %.

→ Cholestérolémie

Qu'est-ce que c'est ?

Cela consiste à mesurer le taux sanguin de cholestérol, composant des différentes catégories de graisses contenues dans l'organisme.

À quoi ça sert ?

Une élévation du taux de cholestérol indique une augmentation des lipides liés aux protéines (lipoprotéines). Ces graisses jouent, avec les triglycérides, un rôle dans le développement de l'athérosclérose, c'est-à-dire le dépôt de graisses sur la paroi des artères - cause d'hémiplégie, d'angine de poitrine, d'artérite des membres inférieurs.

Le dosage de la cholestérolémie permet de juger de l'efficacité d'un traitement : régime avec ou sans hypolipémiant.

Ce dosage se justifie aussi en cas :
- de pathologie thyroïdienne ;
- d'insuffisance hépatique ;
- de syndrome de malabsorption.

Comment se passe l'examen ?

Le prélèvement sanguin doit s'effectuer le matin sur un patient à jeun.

Après l'examen

La cholestérolémie varie de 1,80 g/litre à 2,20 g/litre (2,5 à 6,8 mmol/litre) ; il est inférieur chez la femme.

Les résultats sont disponibles 24 heures plus tard.

→ HDL (*High Density Lipoproteins*) et LDL (*Light Density Lipoproteins*)

Qu'est-ce que c'est ?

Les lipoprotéines représentent la forme de transport des lipides dans l'organisme. Les LDL sont les transporteurs préférentiels du cholestérol (70 % environ). Les HDL transportent eux aussi le cholestérol ; mais en moindre quantité (de 20 à 25 %) ; ce cholestérol est considéré comme le bon cholestérol. Transporté vers le foie, il y est détruit. Il existe d'autres transporteurs de graisses, comme les chylomicrons et les VHDL *(Very High Density Lipoproteins)* pour les triglycérides endogènes et exogènes.

À quoi ça sert ?

Ces dosages de lipoprotéines permettent de classifier les hyperlipémies en primitives et secondaires.

Ils permettent de diagnostiquer :

- les hypercholestérolémies ;
- les anomalies lipidiques au cours de l'obésité, du diabète, de l'alcoolisme et du tabagisme.

Comment se passe l'examen ?

Il s'agit d'un prélèvement sanguin effectué à jeun.

Après l'examen

Les résultats sont disponibles en 24 heures.

Les valeurs normales sont :

- pour les HDL : de 0,9 à 1,6 mmol/litre (0,35 à 0,62 g/litre) ;
- pour les LDL : de 3,5 à 4,5 mmol/litre (1,35 à 1,75 g/litre) ;
- pour les VHDL : de 0,5 à 1,2 mmol/litre (0,20 à 0,40 g/litre).

→ Triglycéridémie

Qu'est-ce que c'est ?

Cela consiste à mesurer le taux de triglycérides dans le sang. Comme le cholestérol, les triglycérides sont des graisses dans l'organisme. Liés aux protéines, les triglycérides forment les différentes variétés de lipoprotéines.

À quoi ça sert ?

L'élévation du taux de triglycérides est une perturbation lipidique fréquente. Le plus souvent, l'augmentation est liée au diabète ou à une intoxication alcoolique, et rarement à une maladie lipidique. La gravité du trouble dépend du type de lipoprotéine augmentée.

L'hypertriglycéridémie fait partie du bilan à effectuer avant la prise de contraceptifs oraux (pilule) ; elle révèle aussi une intoxication alcoolique chronique.

Comment se passe l'examen ?

Le prélèvement sanguin s'effectue sur un patient à jeun, car le taux de triglycérides varie au cours d'une journée et, notamment, augmente considérablement après les repas.

Après l'examen

Les résultats sont disponibles 24 heures plus tard.

Les taux normaux varient en fonction de l'âge du patient :
- de 0,8 à 1,6 g/litre (1,5 mmol/litre environ) pour un homme ;
- de 0,8 à 1,3 g/litre (1,3 mmol/litre) pour une femme.

Plus une personne est âgée, plus le taux se rapproche du maximum.

9

Sang, moelle osseuse et ganglions

1 Sang p. 209

2 Examens de la coagulation p. 216

3 Moelle osseuse et ganglions p. 221

La moelle, située dans l'os, fabrique les globules rouges, la majorité des globules blancs (les polynucléaires, dits neutrophiles, éosinophiles ou basophiles selon la couleur de leur granulation) et les plaquettes sanguines.

Les ganglions lymphatiques fabriquent les lymphocytes, autres éléments du sang circulant.

Les globules rouges jouent un rôle essentiel dans le transport de l'oxygène vers les tissus, les polynucléaires et les lymphocytes dans la défense de l'organisme contre les infections. Les plaquettes servent à la coagulation.

Les maladies du système hématopoïétique (sang, moelle osseuse, organes lymphatiques) se signalent le plus souvent par des manifestations cliniques et une modification de la numération formule sanguine.

Des anomalies des trois lignées - globules rouges, polynucléaires et plaquettes - conduisent la plupart du temps à effectuer une exploration de la moelle par ponction ou par biopsie.

Un grand nombre de maladies virales, bactériennes ou tumorales s'accompagnent d'adénopathies (hypertrophies des ganglions). Les adénopathies superficielles se repèrent facilement par palpation : à l'aine, dans le creux axillaire et sur le cou. Un scanner montre les ganglions thoraciques et abdominaux. L'apparition inexpliquée de ganglions amène souvent à pratiquer une ponction ganglionnaire ou une biopsie.

La coagulation du sang dépend des plaquettes et d'un certain nombre de substances fabriquées par le foie et présentes dans le plasma, les facteurs de la coagulation.

1 SANG

→ Numération formule sanguine

Qu'est-ce que c'est ?

Il s'agit d'un examen aujourd'hui automatisé.

La numération globulaire précise de nombreux éléments quantitatifs du sang :

- le nombre de globules rouges par millimètre cube (mm^3) : de 3,8 à 5,3 millions/mm^3 pour la femme, de 4 à 5,5 millions/mm^3 pour l'homme ;
- le nombre de globules blancs par millimètre cube : de 4 000 à 9 000/mm^3 ;
- l'hématocrite, ou rapport entre le volume occupé par les globules rouges et le volume total de sang : en principe de 40 à 45 % ;
- le taux d'hémoglobine (pour 100 millilitres) ou concentration du sang en hémoglobine : de 12 à 16 g/100 millilitres pour la femme, et de 13 à 17 g/100 millilitres pour l'homme ;
- la concentration corpusculaire d'hémoglobine contenue dans les globules rouges ;
- le volume globulaire moyen (VGM) : ce chiffre exprime le volume moyen des globules rouges, normalement de 83 à 93 μ^3.

Le laboratoire peut aussi indiquer le nombre de réticulocytes, formes jeunes immatures des globules rouges, dont le taux est habituellement faible dans le sang (de 1 à 3 % des globules rouges).

La formule sanguine précise le pourcentage de chaque élément de la catégorie des globules blancs :

- les polynucléaires, les plus nombreux : il en existe trois catégories aux granulations marron (neutrophiles), roses (éosinophiles) ou bleutées (basophiles). Rappelons leurs pourcentages respectifs : de 45 à 60 %, de 0 à 4 %, et de 0 à 12 % ;
- les lymphocytes, cellules de base de la défense de l'organisme ; leur taux varie de 20 à 45 %. Dans la première enfance, le taux des lymphocytes peut être supérieur à celui des polynucléaires ;
- les plasmocytes, des cellules rares ;
- les monocytes.

À quoi ça sert ?

Le calcul des éléments du sang, examen le plus souvent prescrit, est capital, car des anomalies s'observent dans un grand nombre de maladies.

Les globules rouges servent au transport de l'oxygène, et les globules blancs interviennent dans la défense de l'organisme contre l'infection. Les plaquettes jouent un rôle important dans la coagulation.

La lignée rouge

Certaines anomalies concernent la lignée rouge : anémie, polyglobulie, augmentation du volume globulaire moyen (VGM), anisocytose, poïkilocytose.

L'anémie se définit non pas, comme certains le croient, par une diminution du nombre de globules rouges mais par une baisse du taux d'hémoglobine : anémie nette, de 9 à 10 g/100 millilitres ; anémie sévère en dessous de 8 g/100 millilitres.

Pour bien définir une anémie, il faut cinq éléments :

- le taux d'hémoglobine, qui en précise la sévérité ;
- le volume globulaire moyen (VGM) : les anémies à petits globules s'observent au cours de saignements chroniques ou de déficiences en fer ; les anémies à gros globules apparaissent essentiellement après un déficit en vitamines (acide folique et vitamine B12) ;
- la concentration corpusculaire moyenne en hémoglobine ;
- le taux de réticulocytes : taux élevé, anémie régénérative (cela signifie que la moelle fonctionne bien) ; taux bas, anémie peu ou arégénérative (par insuffisance de la moelle ou de substances nécessaires à l'hémoglobine, du fer par exemple) ;
- le taux de fer sérique, qui renseigne sur les stocks restants.

Si, au contraire, le taux d'hémoglobine est très élevé, cas rare, cela s'appelle une polyglobulie.

L'augmentation du volume globulaire moyen à des taux modérés (de 96 à 110 μ3) est un stigmate d'intoxication alcoolique chronique.

Les mots anisocytose et poïkilocytose peuvent figurer sur la fiche de numération globulaire. Que signifient-ils ? L'anisocytose concerne la taille des globules rouges ; la poïkilocytose signale la présence de globules rouges aux formes variées (et non plus arrondies).

La lignée blanche

Certaines anomalies concernent la lignée blanche. Le nombre de globules blancs augmente principalement en cas d'infections bactériennes, beaucoup plus rarement au cours de maladies des globules blancs (leucémie). Il diminue lorsque la moelle ne fonctionne plus bien, après des irradiations ou la prise de certains médicaments, et surtout au cours d'infections dues à des virus.

L'augmentation des polynucléaires neutrophiles s'observe au cours des infections bactériennes, et celle des éosinophiles en cas d'allergie et au cours de certaines infections parasitaires.

L'inversion de formule sanguine, c'est-à-dire une diminution du taux de polynucléaires neutrophiles au profit d'une augmentation de celui des lymphocytes, s'observe au cours de maladies virales, la grippe par exemple.

Une augmentation majeure d'une des lignées appartenant aux globules blancs peut correspondre à une leucémie, de même que la présence dans le sang, en grande quantité, de cellules d'origine médullaire (moelle).

Mais cette hypothèse ne peut s'affirmer sur la seule numération globulaire : elle nécessite des explorations complémentaires. Les personnes de race noire ont un taux de globules blancs inférieur à celui des personnes de race blanche.

Les plaquettes

Certaines anomalies concernent le taux des plaquettes, dont la diminution (taux inférieur à 100 000/mm^3) peuvent provenir :

- soit d'une mauvaise fabrication de ces éléments dans la moelle : toxicité de celle-ci provoquée par des médicaments, par exemple ;
- soit d'une séquestration par la rate : en général, les plaquettes sont remises en circulation en cas de besoin.

Une augmentation du taux de plaquettes peut s'observer après l'ablation de la rate ou lors d'infections...

→ Fer sérique et saturation de la sidérophiline

Qu'est-ce que c'est ?

Cet examen consiste à mesurer le taux sanguin de fer sérique, reflet du stock de fer dans l'organisme. Une protéine porteuse, la sidérophiline, transporte ce fer ; cette protéine n'est saturée qu'à 30 % de ses capacités. Le fer parvient à la moelle, où l'organisme l'utilise pour fabriquer l'hémoglobine.

À quoi ça sert ?

Le taux de fer sérique renseigne sur les caractères d'une anémie.

Un taux bas s'observe :
- surtout au cours de saignements chroniques : la moelle fabrique alors une plus grande quantité de globules rouges pour compenser les pertes, ce qui épuise les stocks de fer ;
- en cas de carence en fer, ou de sa malabsorption.

Un taux élevé indique une anémie hémolytique : les globules rouges se détruisent dans le sang, libérant les composants de l'hémoglobine, en particulier le fer.

Un taux élevé de fer sérique accompagné d'une élévation du coefficient de saturation de la sidérophiline, cela en l'absence d'anémie, oriente vers un diagnostic d'hémochromatose, maladie qui se caractérise par une surcharge en fer de tous les tissus de l'organisme.

Comment se passe l'examen ?

Il s'agit d'un prélèvement sanguin.

Après l'examen

Les résultats sont disponibles le lendemain.

Rappelons les valeurs normales :
- pour un enfant : de 11,5 à 22,5 µmol/litre ;
- pour une femme : de 8 à 28 µmol/litre ;
- pour un homme : de 9 à 30 µmol/litre.

Le coefficient de saturation de la sidérophiline doit se situer entre 23 et 43 %.

→ Groupes sanguins

Qu'est-ce que c'est ?

À la surface des globules rouges de chaque individu, il existe - ou non - certaines protéines antigéniques et, simultanément, dans le plasma, les anticorps pour les protéines non présentes à la surface des globules rouges.

Il peut donc y avoir :

- présence d'antigènes A et B : groupe O ;
- présence d'antigènes A, de B ou des deux : respectivement groupes A, B ou AB.

Par une réaction du sang obtenue à l'aide d'antisérums spécifiques et par l'observation de la destruction - ou non - des globules rouges, on peut déterminer le groupe sanguin d'un individu : A, B, O. Il en est de même pour les autres groupes sanguins, rhésus en particulier.

À quoi ça sert ?

La détermination du groupe sanguin se révèle indispensable avant toute transfusion pour savoir si le sang administré est compatible avec celui du receveur. Une personne transfusée doit recevoir du sang du même groupe que le sien ou du groupe O, qui ne peut être lysé (transformé) ni par les agglutinines anti-A ni par les anti-B.

Par ailleurs, l'étude du groupe Rh (rhésus) permet de prévenir l'immunisation anti-Rh en cours de grossesse. On constate que 80 % de la population normale est Rh + (positif). Si une femme de Rh - (négatif) porte un fœtus de Rh +, cela entraîne pour ce dernier un risque, car le sang de la mère réagit en fabriquant des anticorps contre les hématies du fœtus.

→ Test de Coombs

Qu'est-ce que c'est ?

Ce test consiste à rechercher la présence d'anticorps à la surface des globules rouges.

À quoi ça sert ?

Le test de Coombs permet d'établir un diagnostic d'anémie due à la destruction des globules rouges dans les vaisseaux. Ces anémies se nomment hémolytiques auto-immunes.

Comment se passe l'examen ?

Il s'agit d'un prélèvement sanguin.

Après l'examen

Les résultats sont disponibles 24 ou 48 heures plus tard.

→ Étude du volume sanguin

Qu'est-ce que c'est ?

Le sang se constitue de plasma et de globules, dont les globules rouges forment la très grande majorité.

Cette technique est basée sur le principe de la dilution d'un corps radioactif dans le plasma pour l'étude du volume plasmatique, ou sa fixation sur des globules rouges pour l'étude du volume globulaire.

À quoi ça sert ?

L'étude du volume sanguin peut révéler un nombre anormalement élevé de globules rouges dans le sang, ou polyglobulie.

L'augmentation du volume globulaire peut constituer une affection en elle-même, la maladie de Vaquez. Par ailleurs, certaines maladies, telles une insuffisance respiratoire ou une tumeur des reins, entraînent une augmentation du volume globulaire.

Comment se passe l'examen ?

Il se réalise dans un laboratoire de médecine nucléaire.

Le patient reçoit une injection d'un ou de plusieurs traceurs, selon qu'il s'agit de calculer le volume globulaire et/ou plasmatique.

Les prélèvements de sang s'effectuent 10 minutes et 1 heure après l'injection. Le calcul de l'un ou l'autre des volumes peut suffire, le complément étant évalué en fonction de l'hématocrite.

Après l'examen

Les résultats sont disponibles en 5 à 7 jours.

Rappelons les valeurs normales :
- volume globulaire : 25 ml/kilo pour la femme, et 30 ml/kilo pour l'homme ;
- volume plasmatique : 40 ml/kilo.

→ Test de Schilling

Qu'est-ce que c'est ?

Ce test consiste à mesurer la quantité de vitamine B12 radioactive éliminée dans les urines, afin d'apprécier la capacité d'un organisme à absorber cette vitamine.

À quoi ça sert ?

La vitamine B12, la seule vitamine à être absorbée dans la partie terminale de l'intestin grêle, nécessite la présence d'une substance sécrétée par l'estomac, appelée facteur intrinsèque.

Un trouble d'absorption de la vitamine B12 peut donc provenir d'une maladie gastrique, qui stoppe la sécrétion du facteur intrinsèque (maladie de Biermer) ou d'une affection de la paroi de l'intestin grêle.

Pour déterminer où se situe le trouble, il faut réaliser le test en deux temps : sans, puis avec facteur intrinsèque.

Comment se passe l'examen ?

Il s'effectue en consultation externe, dans un service spécialisé.

Le patient doit être à jeun depuis 6 heures. Il absorbe une quantité de vitamine B12 radioactive déterminée en fonction de son poids, et reçoit 1 heure plus tard une injection par voie intraveineuse de vitamine B12 non radioactive. En saturant le foie (organe de réserve) avec de la vitamine non réactive, celui-ci ne capte plus la vitamine radioactive.

Le patient doit recueillir ses urines par période de 12 heures durant 48 heures.

La dose de radioactivité, minime, ne présente aucun danger pour l'organisme.

Après l'examen

Les résultats sont disponibles 8 à 10 jours plus tard.

La radioactivité excrétée dans les urines d'une personne en bonne santé est supérieure de 10 % à la dose absorbée.

2 EXAMENS DE LA COAGULATION

→ Temps de saignement

Qu'est-ce que c'est ?

Cela consiste à mesurer le temps que met un saignement provoqué à se tarir.

À quoi ça sert ?

Cet examen permet d'apprécier le rôle des plaquettes (numération globulaire). Mais il faut une incision très bien réalisée pour que le test soit valable.

Un temps de saignement normal indique un taux normal de plaquettes dans le sang et leur aptitude à s'agréger correctement.

Une perturbation du temps de saignement peut provenir :
- d'une diminution du nombre de plaquettes (thrombopénie) ;
- d'une anomalie de la fonction plaquettaire : les plaquettes, en nombre normal, ne s'agrègent pas de manière satisfaisante (thrombopathie).

Comment se passe l'examen ?

Il s'effectue dans un laboratoire d'hématologie ou en cabinet médical.

Le patient doit cesser au préalable toute prise de médicaments anticoagulants, ou autres agrégeants plaquettaires, telle l'aspirine.

L'incision peut s'effectuer sur le lobe de l'oreille, à l'aide d'un vaccinostyle (longueur : 5 millimètres ; profondeur : 1 millimètre), ou sur la face antérieure de l'avant-bras, à l'aide d'un bistouri (longueur : 1 centimètre) en exerçant sur le bras une contre-pression (4 centimètres de mercure) au moyen d'un brassard à tension. La seconde méthode se révèle plus fiable que la première.

Après l'examen

Les résultats sont disponibles immédiatement.

Les valeurs normales varient selon la technique employée :
- incision pratiquée au lobe de l'oreille : temps de saignement inférieur à 5 minutes ;
- incision réalisée sur l'avant-bras : temps de saignement inférieur à 8 minutes.

→ Taux de prothrombine - INR

Qu'est-ce que c'est ?

Cela consiste à rechercher la présence de certaines substances, dites facteurs de la coagulation, dont l'interaction entraîne la coagulation. Ce test explore les facteurs II, V, VII et X.

À quoi ça sert ?

Ce test, très utilisé, sert :
- à équilibrer un traitement anticoagulant par des médicaments, les antivitamines K (aujourd'hui, on utilise préférentiellement l'INR, mode d'expression internationale du temps de Quick) ;
- à apprécier l'état du foie, qui fabrique les facteurs de coagulation.

Le taux de prothrombine peut rester longtemps normal même si le foie, déjà déficient, fabrique en faible quantité les facteurs de la coagulation. Ce taux diminue aussi :
- en cas de malabsorption digestive de vitamine K ;
- au cours de déficits congénitaux de l'un des facteurs de la coagulation cités ci-dessus (hémophilie) ;
- au cours de certaines maladies générales, où l'organisme sécrète une substance anticoagulante (anticoagulant circulant).

Comment se passe l'examen ?

Il s'agit d'un prélèvement sanguin.

Après l'examen

Les résultats sont disponibles en urgence si besoin, ou le jour même.

Ils sont donnés en pourcentage du temps de coagulation du plasma du patient par rapport à celui d'un plasma témoin. Un taux est considéré comme normal s'il est supérieur à 70 %. Pour qu'un traitement antivitamines K soit efficace, le taux de prothrombine doit se situer entre 25 et 35 %, et l'INR entre 2 et 3 pour les phlébites et les embolies, et entre 3 et 4 pour les embolies pulmonaires récidivantes et les prothèses cardiaques.

Remarque : il est possible de doser, si nécessaire, pour une étude plus fine, les différents facteurs intervenant dans la coagulation. Un tel dosage se fait dans des laboratoires spécialisés.

→ Temps de céphaline kaolin (TCK)

Qu'est-ce que c'est ?

Ce test étudie la coagulation du sang, excepté le rôle des plaquettes.

Cette technique permet d'explorer les différentes substances – les facteurs de la coagulation – dont l'interaction entraîne la coagulation.

À quoi ça sert ?

Ce test est prescrit dans le cadre d'un bilan préopératoire. Il permet d'étudier la coagulation générale, de dépister les déficits en facteurs de la coagulation : le déficit en facteur VIII, ou hémophilie A ; celui en facteur IX, ou hémophilie B.

Ce test reste également indispensable pour surveiller l'efficacité d'un traitement par héparine. Dans ces conditions, le temps de céphaline kaolin doit se situer entre 2 et 3 fois de celui d'un sujet témoin.

Comment se passe l'examen ?

Il s'agit d'un prélèvement sanguin. Le laboratoire ajoute ensuite à du plasma, sans plaquettes ni citrate, du calcium et de la céphaline pour remplacer les plaquettes ainsi qu'un activateur de la coagulation, le kaolin - d'où le nom de ce test.

Après l'examen

Les résultats, disponibles en urgence si nécessaire, sinon dans la journée, sont donnés en secondes, toujours en comparaison avec un plasma normal (au moins 30 à 35 secondes). De faibles différences, de quelques secondes seulement, peuvent être tolérées.

→ Fibrinogène sérique

Qu'est-ce que c'est ?

Cet examen consiste à mesurer le taux sanguin d'une protéine fabriquée par le foie et intervenant dans la coagulation.

À quoi ça sert ?

L'augmentation du taux de fibrinogène sérique s'observe au cours de toute maladie inflammatoire de l'organisme, au même titre que l'accélération de la vitesse de sédimentation et le taux des alpha 2 globulines.

Une diminution de ce taux apparaît en cas d'insuffisance hépatique ou lorsqu'il se produit une coagulation anormale au niveau des petits vaisseaux (coagulation intra-vasculaire), manifestation intervenant lors d'infections graves, de traumatismes, etc.

Comment se passe l'examen ?

Il s'agit d'un prélèvement sanguin.

Après l'examen

Les résultats sont disponibles en 24 heures.

Le taux normal de fibrinogène sérique se situe entre 2 et 4 g/litre.

→ Électrophorèse de l'hémoglobine

Qu'est-ce que c'est ?

L'électrophorèse permet de séparer l'hémoglobine normale des hémoglobines anormales, la majorité d'entre elles ayant une charge électrique différente de la normale.

À quoi ça sert ?

Le praticien prescrit cet examen s'il suspecte une anomalie congénitale de l'hémoglobine, devant une anémie et en fonction de l'origine géographique du patient.

Comment se passe l'examen ?

Il s'agit d'un prélèvement sanguin.

L'origine ethnique doit être précisée avec le prélèvement.

Après l'examen

Les résultats sont disponibles en 2 à 7 jours selon les laboratoires.

Chez un sujet normal, on observe trois hémoglobines : HbA (97 %), HbA2 (2 %) et HbF (1 %).

On distingue principalement les hémoglobinoses (maladies de l'hémoglobine) C, D, E, et S.

L'hémoglobinose S est caractéristique de la drépanocytose.

Une élévation importante de l'hémoglobine F s'observe dans la thalassémie.

3 MOELLE OSSEUSE ET GANGLIONS

→ Biopsie médullaire et myélogramme

Qu'est-ce que c'est ?

Cela consiste à prélever un échantillon de moelle osseuse, pour l'analyser ensuite au microscope, soit par biopsie médullaire (fragment osseux et moelle), soit par myélogramme (étude des cellules et non du tissu osseux).

À quoi ça sert ?

Cet examen permet d'étudier la richesse de la moelle en cellules produisant les cellules sanguines ainsi que leur aspect, et d'y découvrir éventuellement des cellules anormales.

Au cours de certaines leucémies, le nombre d'éléments précurseurs de globules blancs augmente nettement ; celui d'éléments précurseurs des globules rouges augmente en cas de polyglobulie.

La moelle peut, au contraire, se révéler pauvre en cellules, par exemple après une radiothérapie ou certaines intoxications médicamenteuses.

L'une des catégories de cellules habituellement en petit nombre peut envahir la moelle ; ainsi, en cas de myélome, le nombre de plasmocytes - des cellules en principe rares dans la moelle - augmente considérablement. Certaines localisations cancéreuses secondaires touchant l'os entraînent la multiplication dans la moelle de cellules tumorales.

La biopsie médullaire permet aussi de découvrir l'existence de fibres anormales dans la moelle et d'apprécier l'état de l'os.

Indications de prescription

Le médecin recourt à la biopsie médullaire, chaque fois qu'il suppose :

- une leucémie, à l'occasion d'une anémie inexpliquée, d'infections à répétition, de fièvre, de manifestations hémorragiques, de ganglions ;
- une aplasie médullaire, ou destruction de la moelle : la diminution d'une ou de plusieurs lignées sanguines, observée sur la numération formule sanguine, évoque ce diagnostic ;
- une localisation secondaire d'un cancer : certaines tumeurs malignes migrent facilement vers l'os, où elles se multiplient ;
- certaines infections particulières, telle la tuberculose à localisation médullaire.

Contre-indications

Cet examen est contre-indiqué en cas de troubles importants de la coagulation : hémophilie, déficit important en plaquettes sanguines, baisse majeure du taux de fibrine dans le sang.

En cas de traitement anticoagulant, il faut l'adapter au préalable.

Comment se passe l'examen ?

Il se réalise la plupart du temps en cours d'hospitalisation et n'exige aucune préparation.

Il vaut mieux que le patient ne soit pas à jeun.

L'aspiration de la moelle peut s'effectuer de différentes manières : ponction sternale ou biopsie médullaire.

Ponction sternale

Le patient s'allonge sur le dos, dans son lit. Le médecin désinfecte la partie haute du sternum puis pratique une anesthésie locale de la peau et à la surface de l'os. Il pique ensuite l'os avec un trocart (aiguille assez grosse) et aspire la moelle, liquide et semblable à du sang. Il étale la moelle sur une lame ; séchée, elle part au laboratoire pour analyse.

La ponction sternale dure 10 minutes environ. Elle est assez pénible à cause de l'anesthésie locale et de la pression sur le sternum ; de plus, l'aspiration de la moelle peut être douloureuse.

Biopsie de la moelle osseuse

Elle s'effectue à la hauteur de l'os iliaque (hanche). Le patient s'allonge sur le ventre, dans son lit. Le médecin pratique une anesthésie locale plus large, car le prélèvement, solide et non liquide, est plus volumineux. Il pique la peau avec un trocart, franchit l'os et en prélève un fragment. Il retire l'aiguille, comprime la zone ponctionnée durant quelques minutes puis place un pansement stérile.

Le prélèvement part dans un laboratoire spécialisé pour analyse.

La biopsie de moelle osseuse dure 20 minutes environ. L'anesthésie locale et la pression exercée sur l'os sont assez pénibles.

Après l'examen

Le patient doit rester au lit 1 heure pour se reposer. Une infirmière examine le point de ponction. En cas de douleur à cet endroit, il faut prendre un antalgique.

Les résultats sont disponibles 2 à 4 jours plus tard pour un myélogramme, 5 à 6 jours après l'examen en cas de biopsie médullaire.

→ Ponction ganglionnaire

Qu'est-ce que c'est ?

Cela consiste à piquer, avec une aiguille, un ganglion superficiel pour en retirer une goutte de suc ganglionnaire. Étalé sur une lame de verre, il part au laboratoire pour une analyse au microscope après coloration par des substances spécifiques. Sur la lame apparaissent des cellules, dont le nombre, la forme, la taille et l'aspect permettent d'orienter le diagnostic sans toutefois pouvoir l'affirmer.

À quoi ça sert ?

Les ganglions, des amas de cellules (les lymphocytes), jouent un très grand rôle dans la défense de l'organisme contre tout élément extérieur : substances, germes, etc. Ces amas de cellules, placés sur la circulation de la lymphe comme des relais sur une autoroute, restent habituellement imperceptibles à la palpation.

Leur augmentation de volume correspond :

- soit à une réaction vis-à-vis d'une agressivité de voisinage, comme le font les ganglions du cou au cours d'une angine ;
- soit à une maladie des cellules ;
- soit à une maladie générale, virale ou bactérienne par exemple.

Les ganglions repérables par palpation (adénopathies) peuvent être :

- indolores, souvent durs et mobiles ;
- douloureux, moins bien limités et fixés (ganglions inflammatoires).

La palpation de petits ganglions n'indique pas toujours une anomalie. Une infection ancienne peut laisser des séquelles, des adénopathies de petite taille.

Toutefois, l'apparition récente d'une adénopathie constitue une anomalie.

L'examen clinique et les explorations du sang permettent parfois d'en trouver immédiatement l'origine, par exemple dans le cas d'une adénopathie proche d'un furoncle, satellite d'une angine, provoquée par une maladie virale - telle la mononucléose infectieuse. Dans d'autres cas, rien ne permet d'établir ainsi le diagnostic, il faut analyser le (ou les) ganglion(s).

La ponction, geste simple et rapide à effectuer, reste d'intérêt limité. L'examen des quelques cellules prélevées ne se révèle pas toujours aisé. En général, la ponction précède une biopsie du ganglion, qui consiste à retirer - sous anesthésie générale - un gros ganglion pour analyse au microscope.

Indications de prescription

Le médecin prescrit une ponction ganglionnaire en cas :
- d'apparition d'un gros ganglion isolé ;
- d'apparition d'adénopathie multiple sans autre signe permettant de rattacher cette anomalie à une maladie simple.

Le problème essentiel consiste à distinguer une adénopathie bénigne (réaction à une infection) d'une adénopathie tumorale.

Diverses infections peuvent provoquer des adénopathies :
- infection virale : mononucléose, toxoplasmose, etc. ;
- infection bactérienne, en particulier la tuberculose ;
- infection parasitaire : filaire, maladie du sommeil, etc.

Il existe aussi de nombreuses causes tumorales à l'apparition d'une adénopathie, qui peut être :
- une localisation secondaire d'une autre tumeur ;
- une localisation primitive ;
- une manifestation d'une maladie du sang.

Contre-indications

Il n'en existe aucune, mais il faut un ganglion de taille suffisante pour effectuer la ponction.

Comment se passe l'examen ?

Il n'implique ni hospitalisation ni préparation particulière. Le médecin choisit le ganglion le plus gros et le plus accessible. Il désinfecte la zone puis pique l'adénopathie à l'aide d'une aiguille fine. Sans aspirer, il retire l'aiguille et en vide le contenu sur une lame, y étale les cellules. Par la suite, il envoie cette lame à un service spécialisé pour coloration et examen au microscope.

Le médecin nettoie la zone ponctionnée avec de l'alcool et place dessus un pansement. Il peut s'y former un petit hématome (« bleu »).

L'examen, indolore hormis la piqûre, dure 10 minutes environ.

Après l'examen

Le patient peut reprendre immédiatement ses activités habituelles.

Les résultats sont disponibles 2 à 4 jours plus tard.

10

Os, articulations, maladies de système et inflammatoires

L'exploration des os et des articulations s'effectue essentiellement, dans un premier temps, au moyen de radiographies, les clichés étant pris sous différents angles.

Pour préciser un certain nombre d'anomalies osseuses, le médecin a recours au scanner, qui donne des images précises des lésions et de leur topographie.

La scintigraphie osseuse permet de dépister les lésions difficiles à voir en radiologie. L'ostéodensitométrie permet de mesurer la densité osseuse.

Certaines maladies osseuses s'accompagnent de modifications des taux de calcium et de phosphore dans le sang ainsi que d'une augmentation d'enzymes, comme les phosphatases alcalines.

L'arthroscopie et l'arthrographie permettent une meilleure exploration des grosses articulations, en particulier celle du genou.

Les taux d'acide urique sanguin et urinaire augmentent lors de l'affection appelée la goutte.

Des tests sanguins, comme le test au latex et la réaction de Waaler-Rose, se révèlent positifs au cours de certaines maladies articulaires inflammatoires chroniques.

Les anticorps anti-CCP, plus récemment proposés, sont utiles pour le diagnostic de polyarthrite rhumatoïde, en particulier à un stade précoce.

→ Calcémie

Qu'est-ce que c'est ?

Cet examen consiste à déterminer le taux sanguin du calcium, que ce dernier soit libre (60 %) ou lié aux protéines (40 %).

À quoi ça sert ?

Ce dosage permet de déceler une modification du taux de calcium, qui doit rester stable dans l'organisme : l'élimination du calcium dans les urines s'effectue de manière à maintenir constant ce taux.

La calcémie est indispensable à la structure osseuse et à la contraction musculaire, en particulier au muscle cardiaque.

Les modifications de la calcémie restent rares.

Une hypercalcémie apparaît :

- au cours des mobilisations excessives des réserves comme dans les métastases osseuses, le myélome multiple (maladie du sang) et l'hyperparathyroïdie ;
- en cas d'absorption excessive (hypervitaminose D).

Une hypocalcémie intervient en cas :

- d'insuffisance d'apport en calcium ;
- d'insuffisance rénale ;
- de malabsorption du calcium et de la vitamine D.

Contrairement à une idée trop répandue, la spasmophilie ne s'accompagne pas de modification de la calcémie.

Comment se passe l'examen ?

Il s'agit d'un prélèvement sanguin.

Après l'examen

Les résultats sont disponibles dans la journée. Si nécessaire, ils peuvent être obtenus en urgence en 1 heure.

La calcémie (taux de calcium dans le sang) doit être égale à 100 mg/litre, ou 2,50 mmol/litre.

→ Phosphorémie

Qu'est-ce que c'est ?

Cet examen consiste à mesurer le taux de phosphore libre dans le plasma.

L'organisme trouve le phosphore dans l'alimentation. Absorbé, celui-ci passe dans le sang, puis dans les tissus et les os, avant d'être excrété par les reins.

À quoi ça sert ?

Le taux de phosphore dans le sang dépend de la quantité de phosphore absorbée puis éliminée par voie rénale, donc de la fonction rénale. Sa régulation, parallèle à celle du calcium, est soumise à l'action de la parathormone, une hormone sécrétée par de petites glandes (les parathyroïdes) situées derrière la thyroïde. Le phosphore intervient dans de nombreux métabolismes.

Comment se passe l'examen ?

Il s'agit d'un prélèvement sanguin.

Après l'examen

Les résultats sont obtenus en 24 heures, et si nécessaire, en urgence, en 1 heure.

Le taux normal de phosphore dans le sang est de 1 à 1,25 mmol/litre ; (31 à 37 mg/litre) il est un peu plus élevé chez l'enfant.

→ Uricémie

Qu'est-ce que c'est ?

Cela consiste à mesurer le taux d'acide urique dans le sang. Cet acide, issu de la dégradation des protéines, s'élimine dans les urines. L'uricémie augmente en cas d'insuffisance rénale ou après traitement par certains diurétiques (médicaments destinés à favoriser l'élimination des urines).

À quoi ça sert ?

Cet examen sert essentiellement au diagnostic de la goutte et à la surveillance du traitement. Le taux d'acide urique d'une personne souffrant de cette affection dépasse souvent 450 µmol/litre. Cette augmentation entraîne la formation de dépôts de cristaux dans les articulations et celle de calculs d'urate dans les reins.

Comment se passe l'examen ?

Il s'agit d'un prélèvement sanguin.

Après l'examen

Les résultats sont disponibles en urgence dans les heures qui suivent, sinon le lendemain.

Le taux d'acide urique dans le sang varie en fonction de l'alimentation et de l'effort musculaire accompli. Il reste néanmoins dans certaines limites :

- de 40 à 60 mg/litre, ou de 240 à 380 µmoles/litre pour un homme ;
- de 35 à 55 mg/litre, ou de 200 à 320 µmoles/litre pour une femme ;
- de 30 à 40 mg/litre, ou de 180 à 240 µmoles/litre pour un enfant (variant selon son âge).

→ Uricurie

Qu'est-ce que c'est ?

Cet examen consiste à mesurer l'élimination de l'acide urique dans les urines au cours d'une journée (24 heures). Cet acide, qui vient de la destruction des protéines des aliments ou de celles de l'organisme, n'est soluble que sous la forme d'un sel. La dissolution s'effectue d'autant mieux que les urines sont moins acides.

À quoi ça sert ?

Cet examen permet de vérifier :

- si le patient souffre de la goutte ou seulement d'un taux d'uricurie élevé ;
- s'il élimine peu ou beaucoup d'urates selon l'état de sa fonction rénale ;
- l'efficacité d'un traitement entrepris, et de prescrire éventuellement une eau riche en bicarbonate (eau de Vichy, par exemple), afin de dissoudre correctement les sels d'urate et d'éviter ainsi leur agglomération en calculs.

Comment se passe l'examen ?

Le patient ne doit prendre aucun diurétique.

Le recueil des urines s'effectue sur 24 heures, après plusieurs jours d'un régime alimentaire spécial établi par le laboratoire (régime hypo-urinique).

Un échantillon d'urines suffit pour l'analyse proprement dite, mais il faut noter la quantité totale d'urine éliminée.

Après l'examen

Les résultats sont disponibles en 24 heures.

Le taux d'uricurie varie selon le régime suivi. Une personne en bonne santé élimine de 200 à 800 mg/ d'acide urique en 24 heures, soit 1,20 à 5 mmol en 24 heures ; la femme en élimine un peu moins que l'homme.

→ Vitesse de sédimentation

Qu'est-ce que c'est ?

Il s'agit du temps que mettent les globules rouges du sang à sédimenter sous l'effet de la pesanteur.

À quoi ça sert ?

Très souvent prescrit, cet examen est en fait difficile à interpréter, car la normalité de la vitesse de sédimentation n'exclut pas la possibilité d'une maladie infectieuse, inflammatoire ou tumorale.

L'accélération de la vitesse de sédimentation, non spécifique, s'observe au cours de nombreuses maladies, graves ou tout à fait bénignes. Et il ne peut s'établir de parallélisme entre la gravité d'une affection et l'accélération de la vitesse de sédimentation : celle-ci peut provenir aussi bien d'une grippe que d'une maladie tumorale ou rhumatismale, ou encore d'une infection dentaire. Cependant, toute accélération de la vitesse de sédimentation justifie une recherche plus approfondie, d'autant plus si elle est supérieure à 100 millimètres à la première heure : dans ce cas, un bilan clinique, biologique et radiologique complet s'impose. Les accélérations très importantes de la vitesse de sédimentation s'observent dans le myélome, et les maladies de Horton ou de Waldenström.

La mesure de la vitesse de sédimentation permet aussi d'apprécier l'évolution d'une maladie et l'efficacité du traitement entrepris.

Comment se passe l'examen ?

Le prélèvement sanguin doit s'effectuer en dehors de toute absorption de médicaments anti-inflammatoires.

Après l'examen

Les résultats sont disponibles dans la journée ou le lendemain.

Normalement, la vitesse de sédimentation, à la première heure, est inférieure :

- à 10 millimètres chez l'adulte (elle augmente un peu avec l'âge) ;
- à 20 millimètres chez l'enfant ;
- à 30 millimètres chez la femme, au cours de la période menstruelle ;
- à 40 millimètres chez la femme, en fin de grossesse.

→ CRP (*C-Reactive Protein*)

Qu'est-ce que c'est ?

La CRP est une protéine fabriquée par le foie et présente normalement dans le sang en faible quantité. Son taux augmente très rapidement en cas de réaction inflammatoire, et revient rapidement à la normale en fin d'inflammation.

À quoi ça sert ?

Le dosage de la *C-Reactive Protein* (CRP) sert au diagnostic de toute réaction inflammatoire et permet de suivre son évolution. Cet examen de routine, facile à réaliser, est un bon marqueur de l'inflammation, mais non spécifique d'une maladie. Le taux est plus élevé dans les infections bactériennes que dans les virales.

Comment se passe l'examen ?

Il s'agit d'un prélèvement sanguin.

Après l'examen

Les résultats sont disponibles en moins de 24 heures. Demandés en urgence, ils peuvent être obtenus en moins d'1 heure.

La valeur normale est inférieure à 10 mg/litre.

→ Électrophorèse des protéines plasmatiques

(*Voir* Foie, voies biliaires et pancréas.)

→ Facteurs rhumatoïdes (test au latex, réaction de Waaler-Rose)

Qu'est-ce que c'est ?

Cet examen consiste à mesurer dans le sang la quantité d'anticorps particuliers survenant au cours de certaines maladies rhumatismales.

À quoi ça sert ?

Ces deux réactions, le test au latex et la réaction de Waaler-Rose, servent principalement (dans 70 % des cas) à établir le diagnostic de polyarthrite rhumatoïde.

Elles sont également positives en cours :

- d'infection des valves cardiaques (maladie d'Osler) ;
- de maladies générales, appelées collagénoses.

Comment se passe l'examen ?

Il s'agit d'un prélèvement sanguin.

Après l'examen

Les résultats sont disponibles 3 à 4 jours plus tard.

Le test au latex est positif pour une dilution supérieure au 1/80e, et la réaction de Waaler-Rose pour une dilution au-delà du 1/64e.

→ Anticorps anti-CCP (dirigés contre des peptides cycliques citrullinés)

Qu'est-ce que c'est ? Comment se passe l'examen ?

Il s'agit d'un prélèvement sanguin.

À quoi ça sert ?

La présence de ces auto-anticorps est très spécifique de la polyarthrite rhumatoïde. Ils sont présents dans 60 % des cas, notamment au stade précoce de la maladie, alors que les facteurs rhumatoïdes sont souvent absents. Ils permettent ainsi un diagnostic précoce de la maladie.

Après l'examen

Le résultat est disponible en 1 semaine.

→ Immuno-électrophorèse

Qu'est-ce que c'est ?

Cet examen de laboratoire permet de dissocier les différents groupes protéiques présents dans le plasma (ou dans les urines au cours de certaines maladies).

Le sérum est d'abord soumis à l'action d'un courant électrique, ce qui sépare les protéines en fonction de leur poids. Sa mise en contact, par la suite, avec des substances anticorps provoque une réaction des protéines, qui forment des arcs de précipitation.

Cette technique isole, chez une personne en bonne santé, un grand nombre de protéines, les principales étant : l'albumine ; les immunoglobulines (IgA, IgG, IgM, autrement dit les globulines formant les anticorps) ; le « complément », qui intervient dans la réaction antigène-anticorps ; les alpha 1 globulines ; les alpha 2 globulines (qui augmentent en cas de réaction anti-inflammatoire de l'organisme) ; etc.

À quoi ça sert ?

L'immuno-électrophorèse permet de :
- détecter l'absence d'une protéine, sa diminution, ou son augmentation, comme dans certaines maladies inflammatoires de l'organisme (orosomucoïde, haptoglobine, etc.) ;
- dépister une sécrétion de globulines anormales et d'en préciser le type : IgG, IgM ou IgA. L'augmentation importante d'une seule de ces protéines oriente vers un myélome, maladie du sang qui se caractérise par une sécrétion anormale de ces protéines et par une multiplication excessive de certaines cellules du sang, les plasmocytes.

L'immuno-électrophorèse s'applique aussi aux protéines urinaires, dont la présence indique une affection.

Comment se passe l'examen ?

Il s'agit d'un prélèvement sanguin.

Après l'examen

Les résultats sont disponibles en 2 à 3 jours, selon les laboratoires.

→ Anticorps anti-DNA natif

Qu'est-ce que c'est ?

La présence d'anticorps anti-DNA natif ne s'observe que dans une maladie : le lupus érythémateux disséminé.

À quoi ça sert ?

La recherche d'anticorps anti-DNA natif sert au diagnostic de la maladie lupique. Plus leur taux est élevé, plus la maladie est disséminée et touche de nombreux organes. En revanche, un taux bas signe une localisation strictement cutanée.

La surveillance du taux d'anticorps anti-DNA natif est un moyen de vérifier l'efficacité du traitement et l'évolutivité de la maladie.

Comment se passe l'examen ?

Il s'agit d'un prélèvement sanguin.

Après l'examen

Les résultats sont disponibles en 2 à 5 jours, selon les laboratoires.

Les résultats varient selon la technique utilisée et les taux normaux sont précisés par chaque laboratoire.

→ Recherche des groupes tissulaires HLA

Qu'est-ce que c'est ?

Cela consiste à définir les spécificités des tissus d'un individu, à déterminer la catégorie de gènes présents sur un chromosome. (De façon simpliste, les gènes sont au tissu ce que les groupes sanguins sont au sang.)

À quoi ça sert ?

Cet examen constitue un appoint au diagnostic de certaines maladies, qui affectent le plus souvent des personnes ayant des groupes tissulaires déterminés (une prédestination génétique à ce genre de maladie, en quelque sorte).

Par ailleurs, cette recherche est indispensable avant toute greffe d'organe (de même que la recherche du groupe sanguin s'impose avant toute transfusion).

Comment se passe l'examen ?

Les techniques de recherche, fort complexes, restent le domaine de laboratoires très spécialisés.

Après l'examen

Les résultats sont disponibles 8 à 12 jours plus tard.

→ Arthrographie

Qu'est-ce que c'est ?

Il s'agit d'un examen radiologique d'une articulation, après injection d'un produit de contraste, opaque aux rayons X.

Toutes les articulations peuvent ainsi être opacifiées, mais celles des genoux restent les plus explorées ; les hanches, les coudes et les épaules le sont plus rarement.

À quoi ça sert ?

L'opacification d'une articulation permet de rechercher les lésions affectant les ligaments qui s'insèrent au voisinage de l'articulation (ligaments croisés du genou), du cartilage, et des ménisques (genoux). Elle permet également de détecter des corps étrangers intra-articulaires, ainsi que des lésions débutantes du cartilage, à type d'ulcération.

Indications de prescription

Arthrographie et arthroscopie « se disputent » plus ou moins les mêmes indications. L'arthrographie présente l'avantage de ne pas immobiliser le patient ; l'arthroscopie, en revanche, donne un bilan plus complet des lésions et permet un geste thérapeutique si nécessaire.

Le médecin prescrit une arthrographie :

- pour établir le bilan diagnostique d'un traumatisme articulaire, en particulier du genou : lésions des ligaments croisés ou du cartilage ;
- pour rechercher une lésion méniscale, surtout chez les sportifs ;
- pour effectuer un bilan préopératoire.

Contre-indications

La suspicion d'une infection articulaire constitue la contre-indication majeure.

Une allergie à l'iode implique le respect de toutes les précautions d'usage. De plus, l'arthrographie peut s'effectuer avec de l'air.

Comment se passe l'examen ?

Il se déroule en consultation externe, en salle de radiologie, en présence d'un médecin spécialiste. Il n'exige aucune préparation.

L'examen s'effectue avec un maximum d'asepsie afin d'éviter tout risque infectieux, d'où l'utilisation de champs stériles autour de l'articulation et sa désinfection soigneuse.

Pour une arthrographie du genou, le patient s'allonge sur le dos, genou légèrement fléchi, bloqué sur un morceau de mousse. Après désinfection, le médecin pique le genou latéralement, à côté de la rotule. L'anesthésie locale ne s'impose pas, car sa piqûre est aussi désagréable que l'injection elle-même. (Parfois, le médecin juge nécessaire de prélever ou d'évacuer le liquide de l'articulation.) Le radiologue injecte peu à peu le produit de contraste, en surveillant sa progression dans le genou par scopie (écran). Il ôte ensuite l'aiguille et prend des clichés selon différents angles, suivant la recherche : lésion des ligaments ou du ménisque.

L'arthrographie des autres articulations s'effectue selon le même principe : désinfection, ponction, injection, radiographie.

L'examen dure 20 minutes environ. La piqûre et l'injection du produit sont des moments désagréables.

Après l'examen

Les résultats sont disponibles 24 heures plus tard.

En cas d'arthrographie du genou, il faut éviter de marcher durant les heures suivant l'examen et, pour les autres articulations, ne pas trop les « mobiliser », c'est-à-dire leur demander d'effort.

Le patient doit surveiller sa température les jours suivants, et consulter son médecin en cas de fièvre.

→ Arthroscopie

Qu'est-ce que c'est ?

Cet examen endoscopique permet de visualiser l'intérieur d'une articulation, grâce à un appareil optique transmettant l'image.

L'arthroscope est un tube fin comportant un canal transmettant la lumière, un autre pour l'insufflation de gaz ou l'injection de sérum physiologique, et un troisième destiné à l'introduction d'une pince à biopsie pour d'éventuels prélèvements.

L'arthroscope peut être relié à un appareil vidéo : l'image apparaît alors sur un écran de télévision. Ce montage présente certains avantages : il évite les fautes d'asepsie et permet de visualiser ensemble les lésions.

À quoi ça sert ?

Cet examen donne une image de toutes les structures intra-articulaires, difficiles à voir en radiographie, comme les ligaments et les cartilages.

Il permet aussi d'intervenir sur le ménisque (croissant cartilagineux situé dans les genoux) et d'effectuer des prélèvements.

Indications de prescription

L'arthroscopie s'emploie principalement pour l'articulation du genou, plus rarement pour celles de l'épaule ou de la cheville.

Le médecin prescrit une arthroscopie, d'une part pour établir un diagnostic :
- bilan d'un traumatisme du genou ;
- épanchement articulaire plus ou moins chronique, responsable de douleurs et gênant la marche ;
- biopsie de la synoviale ;

d'autre part, pour appliquer une thérapeutique :
- extraction d'un corps étranger ;
- régularisation des lésions du cartilage ;
- nettoyage de l'articulation lors d'un épanchement sanglant ;
- interventions, surtout sur les ménisques.

De plus en plus utilisé, cet examen complète l'arthrographie.

Contre-indications

Cet examen implique souvent une anesthésie générale ou péridurale. Les contre-indications sont donc celles de l'anesthésie, ainsi que les troubles de la coagulation.

Comment se passe l'examen ?

L'arthroscopie s'effectue au cours d'une hospitalisation de jour. Rarement réalisée sous anesthésie locale, essentiellement sous anesthésie générale ou anesthésie péridurale, elle implique toutes les précautions liées à cette dernière.

Le patient doit être à jeun depuis la veille au soir. Un chirurgien orthopédiste pratique l'examen au bloc opératoire : le geste consiste à inciser latéralement, au-dessus du genou, à insuffler du gaz dans l'articulation, puis à pratiquer une autre incision pour introduire l'arthroscope.

Pour distendre l'articulation, une perfusion intra-articulaire de sérum physiologique peut remplacer l'insufflation de gaz.

Cette exploration, qui dure de 30 à 45 minutes, est indolore sous anesthésie générale.

Après l'examen

Le patient doit suivre un traitement anticoagulant. Il peut marcher, soit le jour même, soit le lendemain - parfois avec l'aide d'un kinésithérapeute.

Le patient bénéficie d'un arrêt de travail d'une durée variable (8 jours environ).

Les résultats sont disponibles immédiatement, sauf en cas de prélèvement : dans ce cas, ils le sont 3 à 4 jours plus tard.

→ Ostéodensitométrie

Qu'est-ce que c'est ?

Cet examen permet de mesurer la densité des os et leur teneur en minéraux. La technique consiste à faire passer un tube à rayonnement contenant des émetteurs de photons à travers la région du corps à étudier. Émis par une source radioactive non nocive, les photons frappent l'os perpendiculairement. Plus l'os est dense, moins de photons atteignent le détecteur. Un ordinateur calcule les variations de densité.

À quoi ça sert ?

L'ostéodensitométrie, en étudiant la densité osseuse, donne une idée précise de sa force et permet de dépister les personnes les plus exposées au risque de fractures.

La mesure de la densité osseuse est essentielle dans de nombreuses pathologies responsables d'ostéoporose. Elle permet non seulement de dépister l'ostéoporose débutante chez la femme ménopausée, dans les populations à risque en raison des antécédents familiaux et chez les personnes sujettes à des fractures multiples, mais aussi l'ostéoporose des personnes immobilisées, de l'insuffisance rénale sous dialyse, et de l'hyperparathyroïdie.

Cet examen se révèle utile aussi pour la surveillance des traitements hormonaux substitutifs et de la corticothérapie au long cours.

Plus tôt l'ostéoporose est détectée, plus efficace est le traitement.

Contre-indications

Les porteurs de prothèses internes ou d'objet métallique intracorporel (clip vasculaire ou utérin) ne peuvent subir cet examen. En revanche, il n'y a pas de problème pour les porteurs de *pacemaker*.

Il est préférable que le patient n'ait pas subi de lavement baryté dans les 10 jours précédents, ni une scintigraphie osseuse récente.

Précaution d'interprétation : la densité osseuse peut être faussement augmentée sur le rachis en cas d'un anévrisme calcifié de l'aorte et d'arthrose calcifiée des vertèbres, ainsi que sur les os anciennement fracturés.

Comment se passe l'examen ?

Il n'est pas nécessaire d'être à jeun. Le patient s'allonge sur une table radiologique. Le générateur de photons passe sous la table et une caméra située au-dessus de celle-ci suit la trajectoire du générateur. L'image captée est projetée sur un écran. Des rotations des membres permettent une meilleure exposition au faisceau et améliorent l'étude de la densité.

L'examen, qui dure 20 minutes environ, est tout à fait indolore.

Après l'examen

Les résultats sont disponibles immédiatement.

Obtenus à partir d'un ordinateur, ils sont donnés en écart-type entre la courbe théorique de sujets du même sexe âgés de 20 à 30 ans et la courbe réelle.

L'ostéoporose est définie par un écart-type supérieur à 2,5 déviations standard ou plus.

Des résultats inférieurs doivent être interprétés en fonction du contexte clinique, biologique et familial.

Il est inutile de renouveler l'examen avant 24 mois.

→ Scintigraphie osseuse

Qu'est-ce que c'est ?

La scintigraphie osseuse consiste à injecter une substance radioactive puis à enregistrer sa distribution dans l'organe concerné. Un appareil assez sophistiqué restitue l'enregistrement de la radioactivité sous forme d'image. Pour cette scintigraphie, le patient reçoit une injection de particules (qui se fixent sur le tissu osseux) marquées au technétium, élément radioactif artificiel émettant des rayons. Bien sûr, la dose de radioactivité est très faible, inférieure même à la dose émise au cours d'une simple radiographie.

À quoi ça sert ?

Cet examen sert essentiellement à dépister toute anomalie osseuse. La fixation du produit radioactif sur l'os est faible, sauf sur des zones aux vaisseaux nombreux et dilatés : l'image indique alors leur emplacement. Ces anomalies peuvent provenir d'une inflammation, d'une modification de la trame osseuse (arthrose, par exemple), ou d'une tumeur.

Indications de prescription

Le médecin prescrit cet examen afin de déterminer l'origine de certaines douleurs osseuses.

Contre-indications

En principe, la scintigraphie est contre-indiquée en cas de grossesse.

Comment se passe l'examen ?

La scintigraphie osseuse s'effectue en consultation externe, dans un service de médecine nucléaire, en présence d'un médecin spécialiste et d'un technicien. Cet examen n'exige aucune précaution particulière.

Une infirmière injecte au patient le produit radioactif, dans une veine au creux du bras. Il faut attendre 2 à 3 heures pour que le produit se fixe sur le tissu osseux : mieux vaut prévoir de la lecture. Certains clichés s'effectuent pendant ce laps de temps, et d'autres après. Le patient s'allonge sur une table d'examen, sous la caméra ; il reste immobilisé pendant 30 minutes.

Cet examen est tout à fait indolore.

Après l'examen

Le médecin prescripteur dispose des résultats 48 heures plus tard.

Le patient peut reprendre immédiatement ses activités habituelles, s'alimenter, etc.

→ Capillaroscopie

Qu'est-ce que c'est ?

Cet examen consiste à évaluer la quantité et la qualité des petits vaisseaux (capillaires) artériels et veineux situés dans la chair sous l'ongle.

La boucle capillaire se constitue normalement d'une partie artérielle et d'une autre, veineuse, aux parois régulières ; il s'en trouve une dizaine à cet endroit.

À quoi ça sert ?

Cet examen très simple permet d'établir le diagnostic de certaines maladies se caractérisant par des anomalies des vaisseaux capillaires :

leur faible nombre ; des anomalies de leur paroi ; un changement de leur taille (augmentation ou diminution).

Ces maladies peuvent affecter différents organes, provoquant des anomalies vasculaires diffuses (microangiopathies).

La capillaroscopie apporte un élément diagnostique essentiel en ce qui concerne la sclérodermie - une maladie entraînant un épaississement de la peau -, car elle révèle des mégacapillaires.

Contre-indications

Il n'en existe pas, mais l'examen ne peut s'effectuer sur une personne à peau noire.

Comment se passe l'examen ?

Un médecin le réalise en consultation externe.

Le patient ne doit pas se soigner les ongles les jours précédents, et quelques heures avant l'examen il doit cesser de fumer et de boire du café.

Le patient pose sa main sur une plaque trans-illuminée, et le médecin examine l'ongle à l'aide d'un appareil optique grossissant (capillaroscope, ophtalmoscope). Il peut renouveler l'examen après avoir demandé au patient de plonger sa main dans de l'eau froide ou chaude.

Tout à fait indolore, cet examen dure 15 minutes environ.

Après l'examen

Les résultats sont disponibles immédiatement.

→ Biopsie de l'artère temporale

Qu'est-ce que c'est ?

Cela consiste à prélever, sous anesthésie locale, un petit fragment de l'artère superficielle - que l'on sent battre à la hauteur des tempes - pour le soumettre à une analyse au microscope.

À quoi ça sert ?

Cet examen sert à établir le diagnostic d'une maladie générale entraînant des anomalies de la paroi des artères, dite maladie de Horton. Cette dernière apparaît chez les personnes plutôt âgées : elle se signale par des maux de tête importants, parfois par des troubles visuels, et s'accompagne de manifestations biologiques inflammatoires (accélération de la vitesse de sédimentation, hyper-alpha 2-globulinémie, etc.).

Un résultat négatif n'exclut pas ce diagnostic.

Comment se passe l'examen ?

Un chirurgien réalise cette biopsie dans une salle d'examen, ou au bloc opératoire. Le médecin désinfecte la peau à la hauteur de la tempe puis pratique une anesthésie locale. Une fois la peau insensibilisée, il incise au contact de l'artère et effectue un prélèvement assez long, qu'il envoie par la suite à un laboratoire. Il referme la plaie par des points de suture et pose un pansement.

Grâce à 1'anesthésie locale, le prélèvement est indolore.

L'examen dure 30 minutes environ.

Après l'examen

Les résultats sont disponibles 3 à 4 jours après le prélèvement.

Le médecin débarrasse le patient des fils 8 jours plus tard.

11

Nez, gorge, oreilles

L'oto-rhino-laryngologiste (ORL) soigne les affections :
- des oreilles (audition et équilibre) ;
- des voies aériennes supérieures : nez et sinus ;
- des voies digestives supérieures : pharynx ;
- du larynx (voix).

Des nombreux ORL étendent leur activité aux affections cervico-faciales (glandes salivaires, thyroïde) et ont une compétence en cancérologie ; d'autres encore pratiquent la chirurgie esthétique.

Le premier examen ORL, simple et non douloureux, s'effectue au moyen de fins spéculums pour le nez et les oreilles. Pour la bouche, la gorge et le larynx, l'ORL utilise des abaisse-langues et de petits miroirs ; il peut compléter cet examen par l'introduction d'un fin fibroscope dans le nez, qui explore progressivement l'arrière-nez, le pharynx et le larynx.

La palpation du cou permet de rechercher un ganglion cervical, ainsi qu'une thyroïde ou une glande salivaire de grosseur anormale.

L'oreille constitue à la fois l'organe de l'audition et celui de l'équilibre. Une étude simple de l'audition fait appel à la voix et au diapason, une étude plus précise à l'audiogramme et, pour la transmission au cerveau, au potentiel évoqué auditif. L'étude de l'équilibre s'effectue au moyen de l'examen vestibulaire.

Les sinus sont des cavités osseuses, tapissées d'un tissu qui peut s'enflammer, voire s'infecter (sinusite). Leur exploration débute par la fibroscopie naso-sinusienne et parfois par des radiographies de la tête prises selon des angles spéciaux. Le scanner est devenu un examen essentiel pour l'analyse des sinus.

En présence de troubles de l'audition ressentis par un patient, le médecin prescrit un examen audiométrique pour :
- confirmer la perte auditive et en évaluer l'importance ;
- déterminer l'origine de cette perte auditive ;
- apprécier les possibilités de traitement : chirurgie, appareillage auditif.

L'ORL dispose de différents moyens d'exploration :
- l'audiométrie tonale, pour mesurer l'audition de sons simples, d'intensité et de fréquence connues (une oreille après l'autre) ;
- l'audiométrie vocale, pour évaluer l'audition et, surtout, la compréhension des mots.

Ces deux examens exigent la collaboration attentive du patient. Il est donc difficile de les réaliser sur un jeune enfant ou sur un malade très fatigué. Le médecin recourt aussi à d'autres techniques, en particulier :
- l'impédancemétrie : elle donne des renseignements sur l'état de l'oreille et l'audition de l'enfant ;
- l'étude des potentiels évoqués auditifs : elle permet, à l'aide d'un appareillage électronique, de définir un niveau d'audition précis, sans la collaboration de la personne examinée (malade fatigué, voire comateux, ou très jeune enfant).

L'examen de l'audition varie donc beaucoup d'un patient à l'autre.

→ Laryngoscopie

Qu'est-ce que c'est ?

Le larynx, sorte d'entonnoir qui débouche dans la trachée, se trouve au niveau de la gorge : là se situent les cordes vocales, qui permettent l'émission de la voix.

L'exploration simple, avec un miroir, ne suffit pas pour bien voir totalement cette région. En outre, elle ne permet pas d'effectuer des prélèvements corrects. Le médecin recourt alors à un appareil optique souple ou rigide, le laryngoscope.

À quoi ça sert ?

La laryngoscopie permet de déterminer l'origine d'un trouble de la voix ou de la déglutition, parfois d'une gêne respiratoire.

Indications de prescription

L'examen simple s'effectue chaque fois qu'un patient ressent une gêne dans l'arrière-gorge, ou en cas de changement du timbre de la voix. Chez un patient fumeur, le médecin prescrit une laryngoscopie pour rechercher une tumeur.

La laryngoscopie directe permet d'effectuer des prélèvements.

Contre-indications

En cas d'insuffisance respiratoire sévère, le médecin doit réaliser la laryngoscopie directe avec prudence.

Comment se passe l'examen ?

L'examen du larynx avec un miroir fait partie de l'exploration ORL de base. Le médecin demande au patient de tirer la langue, puis la maintient au moyen d'une compresse ; il pratique éventuellement une anesthésie locale. À l'aide d'un miroir circulaire de petite taille, le médecin examine l'arrière-gorge, qu'il éclaire grâce à une lampe fixée sur son front. Indolore, cet examen provoque parfois des réflexes nauséeux désagréables mais passagers.

Le médecin complète le plus souvent cet examen en introduisant dans la gorge un fibroscope souple, après anesthésie locale.

S'il faut réaliser des prélèvements ou de petites interventions (par exemple, élimination de polypes sur les cordes vocales), la laryngoscopie nécessite alors une anesthésie générale et 48 heures d'hospitalisation au maximum ; elle est le plus souvent réalisée en ambulatoire.

Après l'examen

L'examen terminé, le patient ne ressent habituellement plus aucun trouble. En cas de prélèvements, les résultats sont disponibles 3 à 4 jours plus tard.

→ Audiogramme tonal

Qu'est-ce que c'est ?

Cela consiste à envoyer des sons d'intensité croissante dans les oreilles du patient, l'une après l'autre, afin d'étudier le fonctionnement de l'oreille interne.

Un appareil générateur de sons les transmet à l'oreille examinée par l'intermédiaire d'un écouteur.

L'étude de la transmission des sons par voie osseuse peut aussi s'effectuer, à l'aide d'un appareil vibrateur.

À quoi ça sert ?

Cet examen permet de détecter une baisse de l'acuité auditive, et d'en apprécier l'importance. La perte s'évalue par rapport à une moyenne statistique : elle devient significative lorsqu'elle atteint 15 décibels.

Chez une personne à l'audition normale, la transmission des sons par voies aérienne et osseuse est identique.

Indications de prescription

Le médecin prescrit cet examen :
- pour rechercher une baisse de l'audition ;
- en cas de surdité, en vue d'un appareillage.

L'audiogramme tonal vient en complément de l'impédancemétrie *(voir l'examen suivant).*

Contre-indications

Il n'en existe aucune.

Comment se passe l'examen ?

Il se déroule en consultation, dans une cabine d'audiométrie insonorisée, en présence d'un médecin spécialiste, et n'exige aucune préparation.

Le médecin envoie des sons d'intensité croissante et le patient doit lui indiquer le moment précis où il perçoit ces sons. Le médecin établit ensuite une courbe correspondant à l'audition du patient.

L'examen, indolore, dure 10 minutes environ.

Après l'examen

Les résultats sont disponibles immédiatement.

→ Impédancemétrie

Qu'est-ce que c'est ?

Cela consiste à étudier l'élasticité du tympan ainsi que la contraction des muscles des osselets en réponse à des sons.

À quoi ça sert ?

L'impédancemétrie permet :
- d'évaluer l'état du tympan et des osselets ;
- de contrôler l'aération de l'oreille par la trompe d'Eustache.

Indications de prescription

Le médecin prescrit cet examen pour :
- déterminer le niveau de l'audition (résultat approximatif mais fiable) ;
- rechercher un épanchement dans la caisse du tympan (otite).

Contre-indications

Cet examen peut toujours se pratiquer, même sur un nourrisson.

Il implique de vérifier au préalable l'absence de perforation du tympan.

Comment se passe l'examen ?

Un spécialiste l'effectue en consultation externe. À l'aide d'un petit spéculum, le médecin vérifie d'abord l'état du tympan. Il introduit ensuite dans l'oreille du patient un petit appareil relié à un enregistreur, permettant de faire varier les pressions.

Cet examen, indolore, dure de 5 à 10 minutes.

Après l'examen

Les résultats sont disponibles immédiatement.

→ Potentiel évoqué auditif

Qu'est-ce que c'est ?

Ce test a pour but d'étudier la transmission des sons de l'oreille au cerveau, au moyen d'un appareillage électronique, couplant un électro-encéphalogramme et un ordinateur.

D'une part, le patient reçoit des sons ; d'autre part, l'appareil enregistre l'activité électrique du cerveau.

À quoi ça sert ?

Le potentiel évoqué auditif sert à explorer certaines surdités, surtout chez le jeune enfant, ce qui permet d'envisager un appareillage précoce, et à préciser, lors de certaines surdités, le niveau du trouble entre l'oreille et le cerveau.

Comment se passe l'examen ?

Il s'effectue en consultation externe, en présence d'un médecin spécialiste et d'un technicien.

Pour un jeune enfant, la prise d'un tranquillisant s'impose parfois.

Le technicien place sur le crâne et les lobes de chaque oreille du patient des électrodes, destinées à l'enregistrement. Le patient, allongé, se trouve dans une cabine audiométrique. Par l'intermédiaire d'écouteurs, il reçoit régulièrement des sons, comparables à des grésillements assez intenses. Le médecin procède à l'enregistrement, comme lors d'un électroencéphalogramme.

Indolore, cet examen dure 15 minutes environ.

Après l'examen

Les résultats sont disponibles dans les 24 heures.

→ Examen vestibulaire

Qu'est-ce que c'est ?

L'oreille comporte des canaux semi-circulaires, qui jouent un rôle essentiel dans la sensation de stabilité du corps et son orientation dans l'espace. Il est possible de stimuler ou d'inhiber artificiellement cet appareil, en versant dans l'oreille un liquide chaud ou froid ; cela peut provoquer des vertiges et un nystagmus, mouvement pendulaire du regard, alternativement lent et rapide. (Par exemple, il se produit un nystagmus physiologique lorsqu'une personne regarde passer un train de près.)

À quoi ça sert ?

L'examen vestibulaire reste indispensable pour préciser l'origine de certaines surdités, et celle de vertiges.

Contre-indications

Cet examen implique de vérifier au préalable que les tympans du patient ne sont pas percés.

Comment se passe l'examen ?

Un spécialiste l'effectue en consultation. Le patient s'allonge, la tête légèrement surélevée. Le médecin irrigue les oreilles avec un liquide, d'abord chaud, puis froid ; il observe l'apparition (ou non) de nystagmus. L'examen unilatéral provoque un vertige.

Non douloureux mais désagréable en raison des vertiges qu'il peut provoquer, cet examen dure 20 minutes environ.

Après l'examen

L'examen terminé, le patient ne ressent habituellement plus de troubles.

Les résultats sont disponibles immédiatement.

→ Nasofibroscopie

Qu'est-ce que c'est ?

À l'aide d'un fibroscope, tube souple et fin qui transmet la lumière, le médecin visualise les fosses nasales et les orifices de drainage des sinus maxillaires et ethmoïdaux. La nasofibroscopie permet dans le même temps d'examiner le larynx.

À quoi ça sert ?

Cet examen permet de dépister une inflammation des régions explorées ou une tumeur (bénigne ou maligne). Il est utile aussi pour l'exploration des troubles de la déglutition.

Contre-indications

En cas d'insuffisance respiratoire sévère, l'examen peut être contre-indiqué.

Comment se passe l'examen ?

Le fibroscope est introduit par un orifice nasal après anesthésie locale. L'examen est gênant mais pas douloureux. Il dure environ 15 à 20 minutes.

Après l'examen

Les résultats sont immédiats, sauf si le médecin pratique un prélèvement car l'analyse nécessite 4 à 5 jours.

12

Yeux

Les examens médicaux de la vision ont plusieurs objectifs.

Certains, telle l'étude du champ visuel, permettent d'apprécier l'acuité visuelle ainsi que le champ de vision.

D'autres, tels le fond d'œil, l'angiographie rétinienne ou l'électrorétinogramme, renseignent sur l'état de la rétine, véritable plaque photographique qui reçoit l'image.

D'autres encore, tel le potentiel évoqué visuel, permettent d'étudier l'état des voies nerveuses de transmission de l'image entre la rétine et le centre de la vue dans le cerveau.

Remarque : attention, certains examens, en particulier le fond d'œil et l'angiographie rétinienne, modifient la vision au cours des heures suivantes ; il faut donc éviter, par exemple, de conduire un véhicule immédiatement après...

→ Étude du champ visuel

Qu'est-ce que c'est ?

Cette technique permet d'évaluer l'espace perceptible par la vue en regardant droit devant soi, les yeux fixes.

À quoi ça sert ?

Certaines maladies s'accompagnent d'un déficit du champ de vision, unilatéral ou bilatéral.

Cette étude permet de :
- distinguer l'origine de ce rétrécissement : causes rétiniennes ou cérébrales ;
- dépister un glaucome.

Contre-indications

Il n'en existe aucune.

Comment se passe l'examen ?

L'étude du champ visuel s'effectue pour chaque œil. Le médecin masque un œil du patient qui, de l'autre, doit fixer un point placé au centre d'une zone blanche. Le patient doit signaler au médecin le moment précis où un point lumineux apparaît dans son champ de vision ; celui-ci se matérialise par un tracé, qui indique les zones vues et les autres.

Tout à fait indolore, cet examen s'effectue très rapidement.

Après l'examen

Les résultats sont disponibles immédiatement.

→ Fond d'œil et angiographie rétinienne

Qu'est-ce que c'est ?

Le médecin commence l'examen ophtalmologique par un fond d'œil : à l'aide d'un faisceau lumineux, il regarde la partie postérieure du globe oculaire où se trouve la rétine.

Pour mieux visualiser les vaisseaux, le médecin a recours à l'angiographie rétinienne : l'injection par voie intraveineuse d'un colorant, la fluorescéine, rend la rétine fluorescente. Le médecin prend alors des clichés de la rétine. Cet examen nécessite une dilatation pupillaire maximale, obtenue à l'aide d'un produit spécifique.

À quoi ça sert ?

Le fond d'œil est un examen de base, simple à réaliser après dilatation de la pupille. Il permet de voir la rétine et les vaisseaux rétiniens. Mais l'angiographie rétinienne, beaucoup plus fiable, est essentielle pour détecter une atteinte vasculaire, en particulier chez une personne diabétique. Elle se révèle en outre indispensable pour l'exploration des maladies de la rétine : dégénérescence, traumatisme, tumeur.

Contre-indications

Pour les personnes prédisposées à l'apparition d'un glaucome, il y a risque de souffrir d'une crise aiguë de cette affection (hypertension dans l'œil) lors de la dilatation de la pupille.

Comment se passe l'examen ?

Un spécialiste l'effectue dans un centre spécialisé. L'examen n'exige aucune préparation. À l'aide d'un produit spécifique, le médecin dilate la pupille du patient. Ce dernier, assis, fixe un point lumineux. Le médecin, à l'aide d'un faisceau lumineux, examine la rétine. Pour l'angiographie, le patient reçoit une injection intraveineuse d'une solution fluorescente. L'appareil d'angiographie prend des clichés avec flash. Cet examen, indolore, dure 20 minutes environ.

Après l'examen

À cause de la dilatation de ses pupilles, le patient voit flou durant quelques heures ; il faut donc en tenir compte pour toute activité.

Par ailleurs, le patient peut excréter des urines foncées, du fait de l'élimination du produit injecté.

Les résultats sont disponibles immédiatement.

→ Électrorétinogramme

Qu'est-ce que c'est ?

Cet examen consiste à évaluer les capacités de la rétine à réagir à une stimulation lumineuse.

À quoi ça sert ?

L'électrorétinogramme fait partie du bilan préopératoire ophtalmologique. Il permet de :
- dépister une dégénérescence rétinienne ;
- détecter un mauvais fonctionnement par intoxication médicamenteuse.

Contre-indications

L'examen nécessite la bonne collaboration du malade.

Comment se passe l'examen ?

Un médecin spécialiste l'effectue en cabinet d'ophtalmologie.

Il dépose dans l'œil du patient une goutte de collyre anesthésique local. Grâce à un verre de contact, il place ensuite sur la cornée une électrode destinée à l'enregistrement des réponses aux stimulations lumineuses brèves (des flashs) qu'il envoie.

Indolore du fait de l'anesthésie locale, cet examen dure de 20 à 30 minutes.

Après l'examen

Les résultats sont disponibles immédiatement.

→ Potentiel évoqué visuel

Qu'est-ce que c'est ?

Ce test a pour but d'étudier la transmission de la stimulation visuelle de la rétine au cerveau.

Le patient reçoit une stimulation visuelle tandis qu'un électroencéphalogramme enregistre la transmission de cette activité aux centres visuels du cerveau.

À quoi ça sert ?

Cet examen permet de découvrir une atteinte des voies nerveuses optiques, car les anomalies apparaissent avant les manifestations cliniques.

Comment se passe l'examen ?

Un spécialiste l'effectue en consultation. Il fixe sur le crâne du patient des électrodes pour enregistrer l'activité électrique du cerveau au moment de stimulations visuelles : lumière vive d'un flash ou damier, puis son inversion sur un écran de télévision.

Tout à fait indolore, cet examen dure 15 minutes environ.

Après l'examen

Les résultats sont disponibles 24 heures plus tard.

→ Test de Schirmer

Qu'est-ce que c'est ?

Ce test simple consiste à vérifier la normalité de la sécrétion de larmes.

À quoi ça sert ?

Certaines maladies, par exemple le syndrome de Sjögren, s'accompagnent d'une hyposécrétion lacrymale, que provoquent aussi certains médicaments. Le test de Schirmer constitue un moyen simple de dépister une hyposécrétion lacrymale.

Contre-indications

Une infection conjonctivale empêche la réalisation de ce test.

Comment se passe l'examen ?

Un médecin spécialiste, ophtalmologiste, l'effectue en consultation. Il place un morceau de papier buvard au coin de chaque œil du patient, pour recueillir la sécrétion lacrymale. Après un temps déterminé (5 minutes), il mesure la longueur de papier buvard humidifié. Cet examen, tout à fait indolore, dure très peu de temps.

Après l'examen

La tache doit mesurer de 10 à 30 millimètres ; si elle mesure moins de 10 millimètres, cela indique une hyposécrétion.

Les résultats sont disponibles immédiatement.

13

Infections virales, bactériennes, parasitaires

1 Sérodiagnostics p. 272

Le diagnostic d'une maladie infectieuse, qu'elle soit virale ou bactérienne, se pose le plus souvent devant un écoulement purulent, de fièvre parfois accompagnée de frissons, de modifications de la numération de globules blancs (sauf quelques exceptions, leur taux diminue en cas de maladie virale, augmente en cas de maladie bactérienne).

Il existe plusieurs possibilités.

L'examen vise à isoler le germe : dans le sang (hémoculture) ; dans les selles (coproculture) ; dans les urines (examen cytobactériologique des urines) ; dans la gorge, dans les organes génitaux, sur une plaie, etc. (prélèvements).

L'examen peut consister à rechercher une augmentation des anticorps, substance que fabrique l'organisme pour lutter contre la bactérie ou le virus (sérodiagnostics, MNI test, anticorps contre le virus B). Dans certaines affections, on dose directement le taux de virus dans le sang (HIV, virus C). Les tests cutanés à la tuberculine établissent un contact de bacilles tuberculeux, vivants ou atténués (vaccin) avec l'organisme.

Les examens concernant les infections parasitaires obéissent aux mêmes règles :

- la mise en évidence du parasite : dans le sang (goutte épaisse) ; dans les selles (examen parasitologique) ; sur la marge anale (Scotch test), etc. ;
- la mise en évidence de l'augmentation du nombre d'anticorps, fabriqués par l'organisme pour lutter contre le parasite (sérodiagnostics).

→ Antibiogramme

Qu'est-ce que c'est ?

Dans une culture de germes, la souche bactérienne testée est mise en présence de différents antibiotiques. Après un délai minimum de 24 à 48 heures, on mesure sur la gélose le diamètre de la culture inhibée par le disque imprégné d'antibiotiques. Actuellement, ces mesures sont effectuées par des appareils, de façon automatique.

À quoi ça sert ?

L'antibiogramme permet d'évaluer la sensibilité du germe responsable de l'infection à différents antibiotiques.

Après l'examen

Il faut 2 à 4 jours au laboratoire pour donner un résultat complet et préciser les antibiotiques les plus efficaces.

→ Numération formule sanguine

(*Voir* Sang, moelle osseuse et ganglions.)

→ Hémoculture

Qu'est-ce que c'est ?

Cela consiste à mettre en culture du sang sur des milieux spéciaux, destinés à favoriser la croissance d'un germe éventuel.

À quoi ça sert ?

Cet examen essentiel permet d'isoler une bactérie présente dans le sang. Seules les bactéries pathogènes sont retenues pour expliquer la fièvre, les autres étant considérées comme des souillures venant de la peau.

L'hémoculture et l'antibiogramme guident le médecin dans le choix des thérapeutiques.

Indications de prescription

Le médecin prescrit une hémoculture :
- systématiquement, au cours d'une fièvre prolongée inexpliquée ;
- lors d'un accès fébrile intense ou de frissons.

Comment se passe l'examen ?

Il s'agit d'un prélèvement sanguin. Le sang est recueilli dans des flacons spéciaux. Si la culture pousse, le germe, d'abord coloré puis examiné au microscope, est ensuite mis en présence de capsules d'antibiotiques pour évaluer sa sensibilité à ces substances (antibiogramme).

Souvent, l'examen est répété plusieurs fois dans la journée.

Après l'examen

Les cultures ne se développent que 24 ou 48 heures après le prélèvement. Les résultats sont donc disponibles 2 à 3 jours plus tard, et l'antibiogramme peut demander 1 à 2 jours de plus.

→ Coproculture

Qu'est-ce que c'est ?

Cela consiste à mettre en culture des fragments de selles sur des milieux spéciaux, pour isoler des germes pathogènes.

Les selles d'une personne en bonne santé contiennent de très importantes quantités de bactéries variées : il s'y trouve, entre autres, des colibacilles et des champignons, tel le Candida. Rien là que de très normal.

La coproculture ne présente d'intérêt que pour dépister des souches pathogènes.

À quoi ça sert ?

Cet examen est très intéressant pour rechercher :
- des salmonelles ;
- d'autres germes plus rares, tel le Yersinia, le Campylobacter ou le Clostridium difficile. Dans ces cas, le laboratoire devra effectuer la recherche sur des milieux spéciaux.

Pour évoquer une infection par Candida, il faut obtenir une culture recouverte de champignons. Dans ce cas seulement, un essai thérapeutique se justifie.

Indications de prescription

Cet examen, très souvent prescrit à tort, ne présente aucun intérêt en cas de diarrhées aiguës dues au staphylocoque ou au colibacille (dite diarrhée du voyageur), et peu d'intérêt en cas de diarrhée chronique.

Après l'examen

Les résultats sont disponibles en 2 à 3 jours.

→ Antistreptolysine O (ASLO)

Qu'est-ce que c'est ?

La streptolysine est un enzyme synthétisé essentiellement par les streptocoques du groupe A de Lancefield. Il est détecté au moyen du dosage des anticorps qu'ils provoquent.

À quoi ça sert ?

La présence d'anticorps antistreptolysines signale une infection streptococcique. Sa recherche est essentielle devant toute angine persistante, mais aussi au cours d'autres maladies dues à ce germe : rhumatisme articulaire aigu, scarlatine, glomérulonéphrite.

Comment se passe l'examen ?

Il s'agit d'un prélèvement sanguin.

Après l'examen

Les résultats sont disponibles en 24 heures.

Le taux est considéré comme normal s'il est inférieur à 200 UI/millilitre, et significativement positif s'il est supérieur à 300 UI/millilitre.

→ Prélèvement de gorge

Qu'est-ce que c'est ?

Cela consiste à prélever des sécrétions de l'arrière-gorge, le pharynx, pour un examen au microscope puis à les mettre en culture sur milieux spéciaux, afin de rechercher des germes, essentiellement des bactéries.

À quoi ça sert ?

Cet examen se révèle utile :
- en cas d'angine, pour déterminer le germe responsable ;
- pour rechercher, en particulier chez l'enfant, le streptocoque, germe à l'origine de rhumatisme articulaire aigu.

Comment se passe l'examen ?

Le médecin passe dans la gorge, sur les amygdales, un écouvillon (petite brosse) qu'il place ensuite dans un étui spécifique. Il adresse le tout au laboratoire pour identification du germe et étude de l'efficacité des antibiotiques (antibiogramme).

Cet examen, très bref, est indolore, juste un peu désagréable.

Après l'examen

Les résultats sont disponibles 2 jours plus tard.

→ Examen cytobactériologique des urines (UCBU)

Qu'est-ce que c'est ?

Cet examen consiste à calculer le nombre de globules blancs éliminés dans les urines et à rechercher des germes urinaires. Il s'effectue le plus souvent après une recherche d'infection en utilisant une bandelette qui permet de détecter les nitrates.

À quoi ça sert ?

Cet examen est essentiel pour établir le diagnostic d'infection urinaire. Plusieurs critères doivent se cumuler :
- un nombre de globules blancs (le plus souvent altérés) supérieur à 10 000/mm^3 ;
- un taux de germes supérieur à 10^5/mm^3 ;
- l'isolement d'un germe, l'abondance de germes provenant plus souvent de souillures lors du prélèvement (désinfection insuffisante).

En cas d'infection urinaire, les germes sont testés aux antibiotiques (antibiogramme).

Il faut renouveler l'examen après le traitement antibiotique, afin de s'assurer de la disparition de l'infection.

Comment se passe l'examen ?

Le recueil des urines s'effectue le matin, en laboratoire. La désinfection de la région génitale, au moyen de compresses imbibées de solution antiseptique, est essentielle pour la validité de l'examen. Le patient doit éliminer le premier jet et recueillir les urines suivantes.

Après l'examen

Les résultats sont disponibles en 1 à 3 jours selon que l'on pratique ou non un antibiogramme.

Rappelons les chiffres normaux : le nombre de globules blancs doit être inférieur à 5 000/millilitre ; le nombre de germes, inférieur à 10^5/millilitre. Au-dessous de ce chiffre, on estime que la présence des germes est due aux souillures liées à la technique de prélèvement.

→ Prélèvement urétral

Qu'est-ce que c'est ?

Cela consiste à prélever des sécrétions de l'urètre, canal conduisant l'urine vers l'extérieur, pour une analyse au microscope et une mise en culture.

À quoi ça sert ?

Cet examen permet d'établir le diagnostic d'urétrite (infection de l'urètre).

Grâce aux prélèvements, il est possible d'isoler le germe et de tester sa résistance aux antibiotiques (antibiogramme).

Citons les principaux agents infectueux : le gonocoque (responsable de la « chaude-pisse », en langage populaire) ; les chlamydiæ ; le trichomonas.

Comment se passe l'examen ?

Les prélèvements, au nombre de deux, doivent s'effectuer le matin, avant l'émission d'urine, à l'aide d'écouvillons (petites brosses) fournis par le laboratoire. L'un des prélèvements sert à l'analyse des cellules, et l'autre, à la mise en culture.

Le grattage de l'urètre est désagréable.

Après l'examen

Les résultats sont disponibles 2 à 3 jours plus tard, selon qu'il faut ou non pratiquer un antibiogramme.

→ Prélèvement gynécologique

Qu'est-ce que c'est ? À quoi ça sert ?

Cela consiste à prélever des sécrétions vaginales et du col utérin pour une analyse au microscope puis à les mettre en culture, afin d'identifier les germes éventuels.

Comment se passe l'examen ?

Il s'effectue en consultation externe, en présence d'un médecin spécialiste.

La patiente ne doit pas avoir de rapport sexuel la veille de l'examen, ni appliquer un traitement local les 2 jours précédents.

Elle s'allonge sur la table d'examen, en position dite gynécologique : sur le dos, fesses au bord de la table, cuisses écartées, genoux fléchis, pieds calés dans des étriers latéraux.

Le médecin met en place un spéculum (appareil en plastique à usage unique, permettant d'écarter progressivement les parois du vagin) et prélève les sécrétions au moyen d'un écouvillon (petite brosse) de coton. Il adresse par la suite les prélèvements à un laboratoire pour analyse au microscope et isolement du germe sur milieu de culture.

Après l'examen

Les résultats sont disponibles le lendemain, excepté pour certaines recherches d'agents infectieux (chlamydiæ, virus de l'herpès), qui demandent un peu plus de temps.

La plupart de ces germes se transmettent sexuellement : les partenaires doivent donc se soigner simultanément.

→ Goutte épaisse

Qu'est-ce que c'est ?

Cet examen simple consiste à examiner une goutte de sang déposée sur une lame en verre. Il permet de rechercher les parasites du paludisme, qui siègent dans les globules rouges, ou des filaires.

Comment se passe l'examen ?

Il s'agit d'un prélèvement sanguin.

La lecture ne peut s'effectuer correctement qu'après séchage complet de la goutte épaisse.

Après l'examen

Les résultats sont obtenus en quelques heures.

→ HIV – Charge virale HIV

Qu'est-ce que c'est ?

Le virus est présent soit dans les cellules, soit dans le plasma. La quantité d'ARN viral dans le sang correspond à la quantité du virus libre dans le plasma. Il est détectable dès le 10e jour de l'infection.

À quoi ça sert ?

Le calcul de la charge virale du virus du sida est de grande valeur pour juger du pronostic, décider du traitement, et pour la surveillance thérapeutique. Les taux plasmatiques sont en corrélation avec l'évolution de la maladie ; ils chutent sous traitement efficace.

Comment se passe l'examen ?

Il s'agit d'un prélèvement sanguin.

Après l'examen

Les résultats sont disponibles après un délai variant selon les laboratoires ; il faut parfois attendre plusieurs semaines. Ils sont donnés en copies d'ARN ou en nombre de copies par millilitre.

Si le nombre est inférieur à 10 000 réplications, la charge virale est faible ; s'il est supérieur à 10 000 réplications, un traitement est indiqué.

→ Examen parasitologique des selles (et des urines)

Qu'est-ce que c'est ?

Cette recherche comprend une étude au microscope d'un fragment de selle étalé sur une lame puis un examen semblable après application de techniques de concentration destinées à optimiser les chances de retrouver les parasites.

À quoi ça sert ?

Cet examen permet de dépister un certain nombre de parasites. Citons les plus fréquents :
- sous nos climats : les lambliases, surtout chez l'enfant ; l'ascaridiose, gros ver long ; les trichocéphales ; le ténia (ver solitaire), qui se manifeste sous la forme de petits anneaux ;
- pour les personnes originaires des Antilles : les anguillules ;
- pour les personnes originaires de pays d'Afrique, d'Asie ou d'Amérique latine : l'amibiase ; la bilharziose, maladie la plus répandue au monde.

Comment se passe l'examen ?

Le patient doit suivre, les jours précédents, un régime sans résidu, et cesser toute prise de médicaments modifiant le caractère normal des selles.

Certaines recherches, comme celle de l'amibiase, imposent la prise d'un laxatif 1 heure avant l'examen : 15 grammes de sulfate de magnésium dans un verre d'eau. Ce purgatif, au goût désagréable, provoque de la diarrhée et, parfois, des douleurs abdominales ; il vaut mieux éviter de se rendre à pied au laboratoire. Ce dernier fournit une boîte spéciale pour le recueil des selles.

Après l'examen

Les résultats sont disponibles 3 à 4 jours plus tard.

1 SÉRODIAGNOSTICS

Qu'est-ce que c'est ? À quoi ça sert ?

Lors de l'introduction de toute substance étrangère (par exemple, une particule virale ou bactérienne) dans l'organisme, ce dernier réagit en fabriquant des anticorps, substances destinées à neutraliser l'agresseur (antigène).

Les sérodiagnostics ont pour objectif de mettre en évidence la présence dans le sérum de ces anticorps, dirigés contre tel ou tel infectant. Pour révéler la présence d'anticorps, le laboratoire met le sérum du patient en présence d'éléments (antigènes) spécifiques du virus ou de la bactérie recherchée. Cette réaction antigènes-anticorps se détecte ensuite de diverses manières.

En début d'infection, le taux d'anticorps peut être faible et difficile : cela donne un sérodiagnostic négatif qui n'exclut pas la possibilité d'infection, d'où l'intérêt de renouveler le dosage 6 jours plus tard. L'élévation du taux d'anticorps au cours de deux dosages successifs établit avec certitude le diagnostic d'infection.

Les anticorps ne sont pas tous de même nature : en début d'infection, les anticorps fabriqués par l'organisme font partie d'une certaine catégorie, appelée IgM. Par la suite, ils deviennent des IgG, une autre catégorie. Déterminer le type d'anticorps présents, IgM ou IgG, permet le plus souvent de préciser le caractère récent ou ancien de l'infection.

SÉROLOGIES VIRALES

→ Sérodiagnostic de la rubéole

Les anticorps apparaissent 15 jours après la pénétration du virus. Des taux élevés d'IgM indiquent une infection datant de moins de 6 semaines. Leur recherche s'impose pour une femme enceinte. L'ancienneté de l'infection se traduit par des taux modérés et stables d'IgG.

Les rickettsioses sont responsables de fièvres multiples avec éruption. La positivité dépend du taux sanguin d'anticorps ou de l'élévation de celui-ci au cours de deux prélèvements successifs.

→ Sérodiagnostic de rickettsiose

Les rickettsioses sont responsables de fièvres multiples avec éruption. La posivité dépend du taux sanguin d'anticorps ou de l'élévation de celui-ci au cours de deux prélèvements successifs.

→ Sérodiagnostic du sida (HIV)

La positivité du sérodiagnostic signifie que le patient a été en contact avec le virus.

L'importance de cette positivité justifie sa détection par deux méthodes de dosage différentes. En début d'infestation, le sérodiagnostic peut rester négatif, et ce durant les 2 ou 3 premiers mois.

La personne ayant une sérologie HIV positive la garde. Elle est contagieuse et doit le savoir ; elle ne peut plus donner son sang.

→ Sérodiagnostic de l'herpès

Le médecin le demande surtout en cas de forme grave de la maladie (méningite, encéphalite) ou de fièvre chez les personnes dont les défenses de l'organisme sont insuffisantes (pour cause de greffe, de traitement immuno-dépresseur, de sida, etc.).

→ Sérodiagnostic hépatites A, B, C

(*Voir* Foie, voies biliaires et pancréas.)

→ Sérodiagnostic cytomégalovirus

Ce virus survient spécialement en cas de déficience des défenses de l'organisme (sida, par exemple). Il se manifeste par une fièvre au long cours, inexpliquée. La présence d'anticorps IgM permet de retenir le diagnostic.

→ Sérodiagnostic de la mononucléose (MNI-test – Réaction de Paul et Bunnell)

Le MNI-test consiste à rechercher dans le sang d'un patient des anticorps qui attaquent les globules rouges de mouton.

Une réaction quantitative, appelée réaction de Paul et Bunnell, complète cette technique.

Ce test permet de diagnostiquer la mononucléose infectieuse, maladie virale qui se transmet par la salive, autrefois nommée « maladie des fiancés ».

En cas d'infection, la réaction ne devient positive que quelques jours plus tard, 1 semaine environ.

SÉROLOGIES BACTÉRIENNES

→ Sérologie de la syphilis

Actuellement, les laboratoires effectuent une double réaction, l'une spécifique (TPHA), l'autre non (VDRL). Les résultats s'expriment en « + ». Les réactions deviennent positives 8 jours environ après l'apparition du chancre génital. Il faut deux tests positifs pour affirmer un diagnostic de syphilis. Après traitement, il faut contrôler de nouveau la sérologie.

→ Sérodiagnostic des infections par chlamydiae

Cette bactérie, de plus en plus fréquente, provoque des infections gynécologiques, urinaires ainsi que des inflammations péri-hépatiques (autour du foie). Les taux d'anticorps peuvent rester faibles en début d'infection ; il faut donc systématiquement renouveler la sérologie 10 jours plus tard. En cas d'infection, le sérodiagnostic doit s'effectuer de même sur le conjoint ou le partenaire. La sérologie sert aussi à confirmer la guérison après traitement.

→ Sérodiagnostic de Widal (fièvre typhoïde)

Sur une personne vaccinée, le sérodiagnostic est positif, mais les anticorps mis en évidence diffèrent de ceux observés en période d'infection. Le sérodiagnostic, en cas d'infection, ne se positive que 8 jours plus tard : il ne constitue donc pas l'examen des premiers jours, où le germe doit être isolé dans le sang (hémoculture) ou dans les selles (coproculture).

→ Sérodiagnostic de Wright

Il permet d'établir le diagnostic de brucellose, maladie professionnelle des vétérinaires ou qui se contracte après l'absorption de fromage de chèvre mal contrôlé. Cette infection reste rare.

→ Sérodiagnostic de yersiniose

Cette infection, de mieux en mieux connue, donne des maladies du côlon se caractérisant par de la diarrhée (colite ulcéreuse), des manifestations articulaires et des éruptions cutanées. Là aussi, des répétitions de prélèvements se justifient, car le diagnostic de cette maladie permet de la distinguer d'autres colites ulcéreuses, donc d'appliquer une thérapeutique efficace.

→ Sérodiagnostic de légionellose

Ce germe peut provoquer une infection pulmonaire grave, si elle n'est pas traitée rapidement. Cet examen constitue le meilleur moyen de diagnostic.

SÉROLOGIE PARASITAIRE

→ Sérodiagnostic de l'hydatidose

Il permet d'établir le diagnostic :
- du kyste hydatique, maladie parasitaire qui touche surtout le foie (assez fréquente chez les personnes originaires d'Afrique du Nord) ;
- de l'échinococcose alvéolaire, maladie rare mais présente sous nos climats, et touchant aussi le foie.

La positivité prouve que le parasite est vivant.

→ Sérodiagnostic de la bilharziose

Il sert au diagnostic et au contrôle du traitement de cette maladie, la plus répandue sur Terre. Il complète la recherche d'œufs de parasites dans les urines, dans les selles ou dans les biopsies rectales. 1 an après le traitement, ce sérodiagnostic doit être devenu négatif.

→ Sérodiagnostic de toxoplasmose

Cet examen est essentiel chez les femmes enceintes et les personnes immuno-déprimées. Un résultat négatif pour la femme enceinte justifie un contrôle mensuel jusqu'à la fin de la grossesse. Cette affection, rare chez l'adulte, est une infection assez fréquente au cours du sida.

→ Sérodiagnostic de l'amibiase

Cet examen présente un intérêt en cas d'abcès tissulaire, en particulier hépatique, mais aucun en cas d'infection intestinale.

→ Sérologie du paludisme

Ce sérodiagnostic ne présente d'intérêt que pour vérifier l'existence d'un accès antérieur, mais il ne permet pas le diagnostic immédiat d'une crise de paludisme qui repose sur la présence d'un parasite dans le sang.

INDEX DES EXAMENS MÉDICAUX

→ Alpha-fœto-protéines 116
→ Amniocentèse 183
→ Amnioscopie 186
→ Amylasémie 110
→ Antibiogramme 263
→ Anticorps anti-CCP (dirigés contre des peptides cycliques citrullinés) 235
→ Anticorps anti-DNA natif 236
→ Anticorps antigliadines 86
→ Anticorps anti-récepteurs de la TSH 195
→ Anticorps antispermatozoïdes 168
→ Anticorps antithyroïdiens 194
→ Antigène CA 19-9 116
→ Antigène carcino-embryonnaire (ACE) 93
→ Anti-mitochondries, anti-muscles lisses, anti-réticulum endoplasmique (anti-LKM1) 115
→ Antistreptolysine O (ASLO) 265
→ Anuscopie, rectoscopie 101
→ Arthrographie 238
→ Arthroscopie 240
→ Audiogramme tonal 250
→ Bêta HCG plasmatiques 163
→ Bilirubinémie 110
→ Biopsie de l'artère temporale 246
→ Biopsie de l'endomètre 179

→ Biopsie médullaire et myélogramme 221
→ BNP *(Brain Natriuric Peptide)* 36
→ CA 15-3 166
→ CA 19-9 116
→ CA 125 165
→ Calcémie 229
→ Capillaroscopie 244
→ Cathétérisme cardiaque droit ou gauche (angiographie et enregistrement du faisceau de Hiss) 50
→ Cholangiographie trans-hépatique (CTH) 130
→ Cholangiopancréatographie rétrograde endoscopique (CPRE) 128
→ Cholestérolémie 204
→ Cœlioscopie 181
→ Coloscopie 94
→ Coloscopie virtuelle 97
→ Coproculture 264
→ Coronarographie 46
→ Cortisolémie 199
→ *C-Reactive Protein* (CRP) 233
→ Créatininémie 142
→ Cystoscopie 150
→ Doppler artériel des membres 54
→ Doppler des vaisseaux du cou et des artères cérébrales 23
→ Doppler veineux 53

→ Dosage de la T4 (thyroxine libre) et accessoirement de la T3 (tri-iodothyronine) 193
→ Dosage de la TSH et TSH US (thyréostimuline hypophysaire) 194
→ Dosage des D-dimères 53
→ Dosage des œstrogènes 163
→ Écho-endoscopie 124
→ Échographie abdominale 119
→ Échographie cardiaque 43
→ Échographie pelvienne 170
→ Échographie rénale 145
→ Échographie thyroïdienne 196
→ Échographie trans-œsophagienne 45
→ Électrocardiogramme 38
→ Électrocardiogramme d'effort 40
→ Électroencéphalogramme (EEG) 21
→ Électroneurographie (étude de la conduction nerveuse) et électromyographie 31
→ Électrophorèse de l'hémoglobine 220
→ Électrophorèse des protéines plasmatiques 117
→ Électrophorèse des protéines plasmatiques 234
→ Électrorétinogramme 258
→ Entéroscopie 89
→ Épreuve fonctionnelle respiratoire 60
→ Étude du champ visuel 257

→ Étude du volume sanguin 214
→ Examen cytobactériologique des urines (UCBU) 266
→ Examen parasitologique des selles (et des urines) 271
→ Examen vestibulaire 253
→ Facteurs rhumatoïdes (test au latex, réaction de Waaler-Rose) 234
→ Fer sérique et saturation de la sidérophiline 212
→ Fibrinogène sérique 219
→ Fibroscan 121
→ Fibroscopie bronchique 62
→ Fibroscopie œso-gastro-duodénale 81
→ Fond d'œil et angiographie rétinienne 257
→ Frottis utérin 169
→ Galactographie 189
→ Gamma GT (Gamma Glutamyl Transpeptidase) 109
→ Gazométrie (gaz du sang) 35
→ Glycémie 200
→ Goutte épaisse 270
→ Groupes sanguins 213
→ HDL (*High Density Lipoproteins*) et LDL (*Light Density Lipoproteins*) 205
→ Heli Kit 85
→ Hémoculture 263
→ Hémoglobine glycosylée (Hb A_1 C) 203
→ HIV – Charge virale HIV 270

→ Holter ECG ... 42
→ Hyperglycémie provoquée ... 201
→ Hystérosalpingographie ... 175
→ Hystéroscopie ... 177
→ Imagerie par résonance magnétique (IRM) du cerveau ... 26
→ Imagerie par résonance magnétique (IRM) en gynécologie ... 173
→ Imagerie par résonance magnétique (IRM) foie et voies biliaires ... 125
→ Immuno-électrophorèse ... 235
→ Impédancemétrie ... 251
→ INR ... 217
→ Insulinémie ... 202
→ Intradermo-réaction à la tuberculine 59
→ Ionogramme sanguin ... 139
→ Laryngoscopie ... 249
→ Lavement baryté en double contraste ... 100
→ Lavement baryté standard ... 98
→ Lipasémie ... 111
→ Mammographie ... 188
→ Manométrie œsophagienne ... 84
→ Marqueurs des virus B ... 112
→ Marqueurs du virus A ... 113
→ Marqueurs du virus C ... 114
→ Marqueurs tumoraux – Antigène CA 15-3 ... 166

→ Marqueurs tumoraux – Antigène CA 125 165
→ Médiastinoscopie 77
→ Nasofibroscopie 254
→ Numération formule sanguine 209
→ Numération formule sanguine 263
→ Ostéodensitométrie 242
→ Peptide C 203
→ PET Scan pulmonaire (tomographie par émission de positons) 70
→ PET Scan du foie (tomographie par émission de positons) 127
→ pH-métrie œsophagienne 83
→ Phosphatases alcalines 108
→ Phosphorémie 230
→ Pleuroscopie 75
→ Ponction-biopsie du foie transpariétale (ou percutanée) 134
→ Ponction-biopsie hépatique par voie veineuse (transjugulaire) 136
→ Ponction-biopsie pleurale 73
→ Ponction-biopsie rénale 148
→ Ponction d'ascite 132
→ Ponction ganglionnaire 223
→ Ponction lombaire 28
→ Ponction pleurale 72
→ Potentiel évoqué auditif 252
→ Potentiel évoqué visuel 259

→ Prélèvement de gorge 266
→ Prélèvement gynécologique 269
→ Prélèvement urétral 268
→ Progestérone plasmatique 164
→ Prolactinémie 199
→ Protéinurie 143
→ PSA (antigène prostatique spécifique) .. 144
→ Recherche de sang dans les selles 92
→ Recherche des groupes tissulaires HLA 237
→ Scanner abdominal 121
→ Scanner cérébral 24
→ Scanner pelvien 172
→ Scanner rénal 146
→ Scanner thoracique 66
→ Scintigraphie cardiaque 48
→ Scintigraphie osseuse 243
→ Scintigraphie pulmonaire 68
→ Scintigraphie rénale 158
→ Scintigraphie thyroïdienne 197
→ Scotch test anal 103
→ Sérodiagnostic cytomégalovirus 273
→ Sérodiagnostic de la bilharziose 276
→ Sérodiagnostic de l'amibiase 276
→ Sérodiagnostic de la mononucléose (MNI-test – Réaction de Paul et Bunnell) 274
→ Sérodiagnostic de la rubéole 272

→ Sérodiagnostic de légionellose 275
→ Sérodiagnostic de l'herpès 273
→ Sérodiagnostic de l'hydatidose 276
→ Sérodiagnostic de rickettsiose 273
→ Sérodiagnostic des infections par chlamydiae 274
→ Sérodiagnostic de toxoplasmose 276
→ Sérodiagnostic de Widal (fièvre typhoïde) 275
→ Sérodiagnostic de Wright 275
→ Sérodiagnostic de yersiniose 275
→ Sérodiagnostic du sida (HIV) 273
→ Sérodiagnostic hépatites A, B, C 273
→ Sérologie de la syphilis 274
→ Sérologie du paludisme 276
→ Spermogramme 167
→ Stéatorrhée 118
→ Taux de prothrombine 217
→ Temps de céphaline kaolin (TCK) 218
→ Temps de saignement 216
→ Test de Coombs 214
→ Test de Schilling 215
→ Test de Schirmer 260
→ Transaminases ASAT et ALAT 107
→ Transit baryté de l'intestin grêle 87
→ Triglycéridémie 206
→ Troponine TNT 37
→ Un pont entre patients et médecins 17

→ Urée sanguine 140
→ Urée urinaire 141
→ Urétéropyélographie rétrograde 157
→ Urétrocystographie rétrograde 155
→ Uricémie 144
→ Uricémie 230
→ Uricurie 144
→ Uricurie 231
→ Urographie intraveineuse 152
→ Vidéo-capsule 90
→ Vitesse de sédimentation 232

Imprimé en France par CPI – Firmin Didot
Dépôt légal : février 2010
N° d'édition : 1457 – N° d'impression : 98581
ISBN 978-2-7491-1457-6